宮口幸治
精神科医・医学博士

JN095172

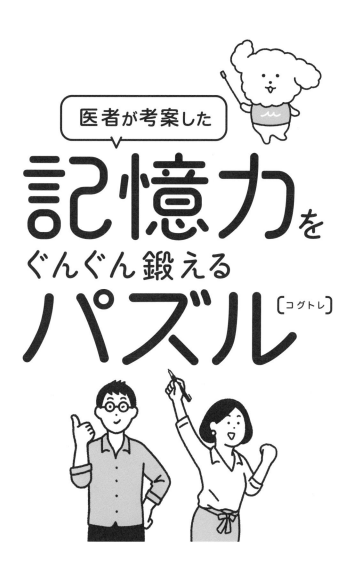

医者が考案した

記憶力を
ぐんぐん鍛える
パズル［コグトレ］

SB Creative

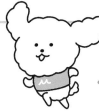

今日から始める！

　最近、なんとなく頭がぼんやりして、記憶力や注意力、思考力が衰えたように感じる——。

　本書は、そんな中高年のみなさんに向けて、遊びながら認知機能を高めることを目的とした本です。

　認知機能とは、記憶、言語理解、注意、知覚、推論・判断といった５つの要素が含まれた「知的機能」を指します。

「言いたいことをど忘れした」「人の名前が覚えられない」「予定を忘れてすっぽかしてしまった」……そんな経験のある方は、認知機能の働きの中でも「記憶」の部分に弱さをもっている可能性があります。

　この本では、**認知機能強化トレーニングの「コグトレ」をベースに「記憶力を鍛える」問題**を数多く掲載しています。

　ぜひ本書のパズルにチャレンジして、ぼんやり頭をすっきり晴らし、脳を活性化させていきましょう！　取り組む時間は**１日５分！**　本書と鉛筆、消しゴムがあればできるトレーニングの始まりです。

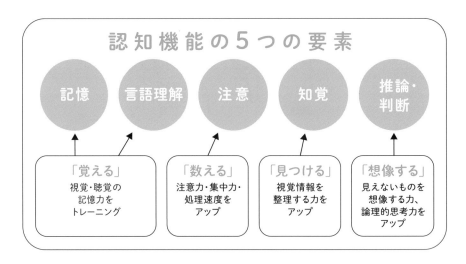

認知機能の５つの要素

記憶	言語理解	注意	知覚	推論・判断
「覚える」 視覚・聴覚の記憶力をトレーニング	「数える」 注意力・集中力・処理速度をアップ	「見つける」 視覚情報を整理する力をアップ		「想像する」 見えないものを想像する力、論理的思考力をアップ

認知機能強化トレーニング

認知機能を高める「コグトレ」とは?

　コグトレとは、Cognitive（コグニティブ:認知）と Training（トレーニング）の略称で、現在、小・中学校を中心に多くの教育機関で取り入れられています。

　ここでは少し、私がコグトレを考案した経緯についてお話しします。私は 2009 年から現在まで 10 年以上、精神科医として少年院に勤務し、非行少年と言われる多くの子どもたちと出会ってきました。

　そこで出会った少年たちの印象は、ずばり「困っている子ども」です。見る力、聞く力、想像する力が弱く、そのせいで簡単な計算もできない、漢字も読めない、周囲を見て適切な行動もとれない……。そんな子どもたちの認知機能——注意して見る力・聞く力、想像する力——を高めていきたいと考えたのがきっかけです。

　コグトレは、約 5 年間にわたり医療少年院でトレーニングを実施し、少年たちに対して手ごたえの得られた認知機能強化トレーニングをもとにしています。それが今では、**学校現場から、高齢者の認知症予防、脳機能障害の認知機能リハビリテーションなどにも活用**されるようになりました。

　認知機能には、先にお伝えしたように、記憶、言語理解、注意、知覚、推論・判断という 5 つの要素が含まれています。本書では、それらに対応する「覚える」「数える」「見つける」「想像する」力を強化するための問題を収録しています。**認知機能のベースアップを図りながら、中高年の方が気になる記憶力をぐんぐん鍛えていきましょう。**

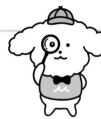

この本の使い方

　本書では、「覚える」「数える」「見つける」「想像する」力を強化する4つの分野のトレーニングと14の課題を用意しています。

①覚える……視覚・聴覚の記憶力をトレーニング

②数える……注意力・集中力・処理速度をアップ

③見つける……視覚情報を整理する力をアップ

④想像する……見えないものを想像する力、論理的思考力をアップ

　「覚える」問題では、「展望記憶」を鍛える課題を頻出させています。展望記憶とは、未来に行うべき予定や約束などのことを指します。実は記憶というのは、なんでもかんでも覚えておけばいいというものではありません。人には忘れたい思い出だってあるはずです。

　でも、日常生活の中で、「待ち合わせ時間」や「話している相手の名前」「鍵の場所」といった記憶がスコンと抜けてしまうのは困ります。大事なのは、英単語や歴史年号などの暗記力ではなくて、**日常の記憶と必要なときに必要な記憶を取り出せるか**、ということなのです。

［本書で掲載している4分野のトレーニングと14の課題］

①覚える （4つの課題）	②数える （2つの課題）	③見つける （4つの課題）	④想像する （4つの課題）
●展望記憶 ●最初とポン ●何があった？ ●どこにいた？	●記号さがし ●さがし算	●漢字さがし ●回転パズル ●違いはどこ？ ●同じ絵はどれ？	●スタンプ ●心で回転 ●順位決定戦 ●物語づくり

覚えるためのコツはたった2つ

　本書で掲載している課題は、1日2題、50日分あります。できれば、**1日目から順に進めて、1日に何日分もの問題を解き進めないでください**。ある日に覚えたことを、その何日後かに答えるという仕組みになっています（「展望記憶」のトレーニング）。また、覚えることはメモにとったりせずに、工夫して頭の中だけで覚えるようにしてください。

　実は、**覚えるためのコツはたった2つ**、「符号化」と「リハーサル」です。

1 符号化……文字にほかの意味をもたせたり、ほかのことに置き換えたりして覚えること。**語呂合わせ**など（コラム1の29ページ）

2 リハーサル……何度も口に出す、書く、聞くなどして**繰り返す**こと

　みなさん、もっとたくさんあるのかと思ったかもしれませんが、煎じ詰めるとこの2つです。例えば、形を覚えるのに「マル、サンカク、シカク」などと言葉で表現するのは「符号化」ですし、何度も「マル、サンカク……」と繰り返し言うのは「リハーサル」です。

　この本では毎日50日分、「覚える」系の問題が登場します。「展望記憶」のほかにも、音声を聞き取って、**聴覚（言語性）ワーキングメモリをトレーニングする**「最初とポン」、数字や文字や記号の位置を覚えて、**視覚性の短期記憶をトレーニングする**「何があった？」「どこにいた？」など、課題の内容はバラエティに富んでいます。

　どうぞ今日から、1日目の問題にチャレンジしてくださいね！

目 次

目 次

一緒に「記憶力を鍛える」
パズルに挑戦！

登場キャラクターの紹介

木奥 良子（き おく よし こ）

49歳。最近、デパ地下の有名ケーキ店で働き始めたが、いろいろな場面で思い出せないことも……。ドッグランで知り合った何人かの「犬友」がいるが名前を忘れがち

木奥 強（き おく つよし）

53歳。良子の夫。「帰りに〇〇を買ってきて」と良子から頼まれるが、よく忘れる。家ではメガネを頭にのせながら、「メガネ、メガネ……」と探し回ることもしばしば

メモリー

突然、木奥家にやってきたトイプードル。良子が大好きで甘えん坊。あざとかわいい一面も。良子と強のもの忘れに対して、ひそかにヒントを与えてサポートしている

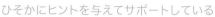

展望記憶① (自己紹介)

良子さんは今日から、デパ地下のケーキショップで
働くことになりました。
店長の佐藤さんが**スタッフの名前**を教えてくれています。

覚える・・・

レベル ★★★★★

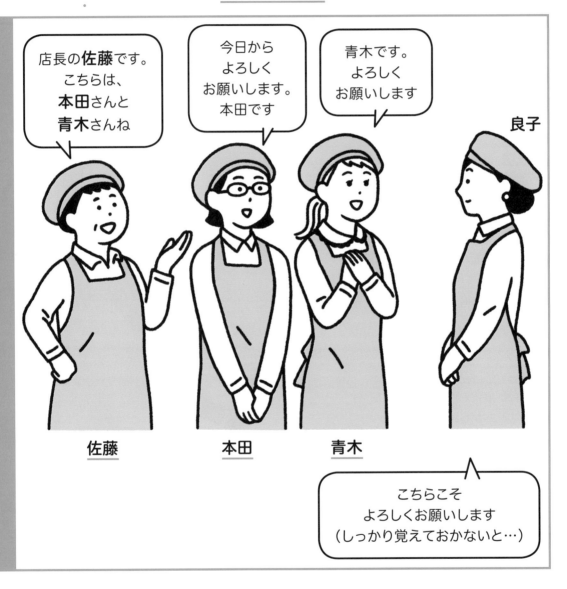

> 店長の**佐藤**です。
> こちらは、
> **本田**さんと
> **青木**さんね

> 今日から
> よろしく
> お願いします。
> 本田です

> 青木です。
> よろしく
> お願いします

良子

佐藤　　　本田　　　青木

> こちらこそ
> よろしくお願いします
> (しっかり覚えておかないと…)

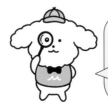

> ふくよかで甘いものが好きそうな「佐藤」さん、
> 本をたくさん読んでいそうな「本田」さん。
> 青空のようにさわやかな笑顔の「青木」さん
> ……みたいな語呂合わせもできるワン

記号さがし①

〇に✓しながら数えて、
その数を下の（　）に書きましょう。

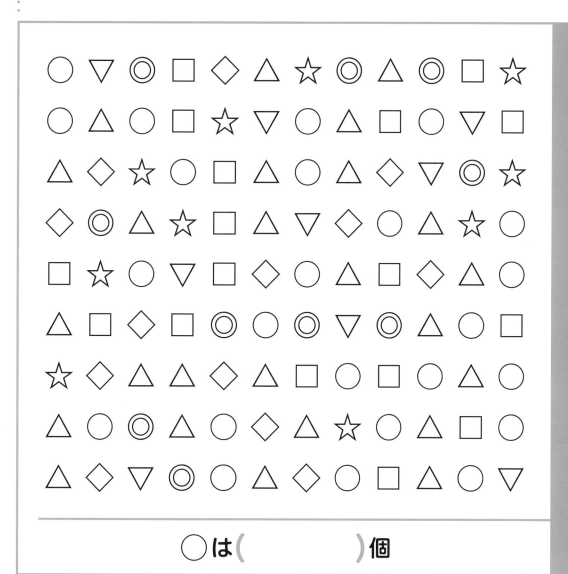

数える ・・・ レベル ★ ★ ☆ ☆ ☆

〇は（　　　　　）個

答えは49ページ

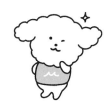

✓しながら数えることで
注意力や記憶力が
アップするワン！

月　　日

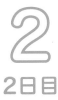

展望記憶②（覚えることがいっぱい）

今日は店長から、**掃除の手順**について説明を受けています。床とショーケースの磨き方についてレクチャーを受けた良子さん。ちゃんと覚えたつもりでいますが……。

覚える

…

レベル ★★★★★

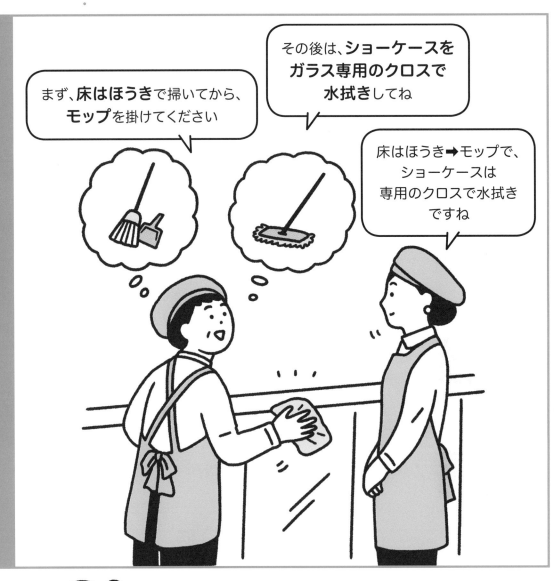

まず、**床はほうき**で掃いてから、**モップ**を掛けてください

その後は、**ショーケースをガラス専用のクロスで水拭き**してね

床はほうき➡モップで、ショーケースは専用のクロスで水拭きですね

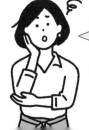

掃除は足元から。まずゴミを取ってからモップ。ショーケースは傷つけないように専用のクロスということね

違いはどこ？①

2枚の絵には**3つ違うところ**があります。
見つけて下の絵に〇をつけてください。

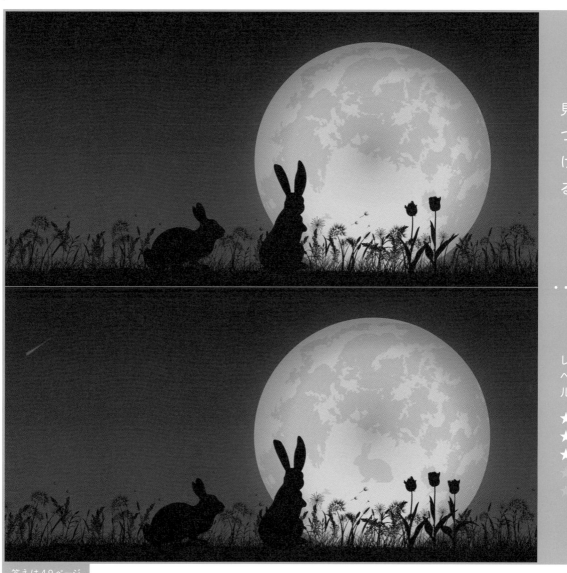

答えは49ページ

見つける

・・・

レベル ★
★★
★
☆

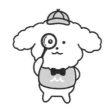

2枚の違いを見つけることで
同じ点・違う点がわかる
力をつけるワン

月　　日

3

最初とポン①

音声サイトにアクセスし、3文ずつ文章を聞きましょう。
そして、**最初の単語だけ**を覚えて、下の( )に書いてください。
ただし、**動物の名前が出てきたら手をポン**と叩きます。計3回分。

覚える

①-1

1つめ （　　　　　　　　　　　　　　　　）

2つめ （　　　　　　　　　　　　　　　　）

3つめ （　　　　　　　　　　　　　　　　）

①-2

1つめ （　　　　　　　　　　　　　　　　）

2つめ （　　　　　　　　　　　　　　　　）

3つめ （　　　　　　　　　　　　　　　　）

レベル
★
★
★
★
★

①-3

1つめ （　　　　　　　　　　　　　　　　）

2つめ （　　　　　　　　　　　　　　　　）

3つめ （　　　　　　　　　　　　　　　　）

答えは91ページ

https://movie.sbcr.jp/ikkt/01/

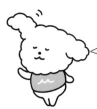

QRコードをスマホで読み取るか、
URLにアクセスすると
音声が再生されるよ。
答えのページに文章があるので、
それを読み上げてもらってもOK！

スタンプ①

A、Bはスタンプの押す面です。
押したらどの絵になるか1〜8から選んで、
（　）に番号を書きましょう。

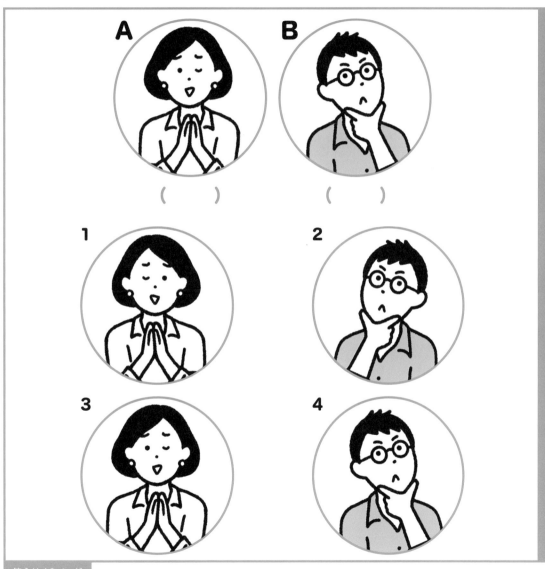

答えは49ページ

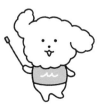

スタンプにしたら、
鏡に映ったときのように
左右が反対に見えるだワン

月　　　日

15

展望記憶③（次の出勤）

4日目

良子さんは、久しぶりの勤務で、この日は遅番で入りました。「おはようございます」と、先にお店に立つスタッフにあいさつしたものの……。**3人の名前**を下の（　）に書きましょう。

覚える

・・・

レベル ★★★★☆

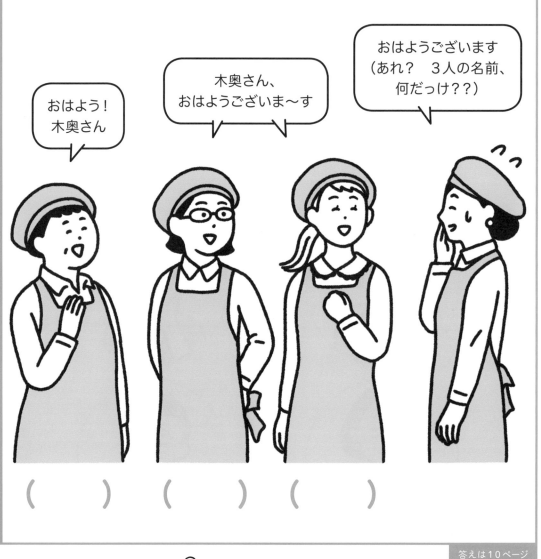

（　　　）　（　　　）　（　　　）

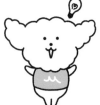

答えは10ページ

「ふくよかで甘いもの」
「本をたくさん読んでいそう」
「青空のようにさわやかな笑顔」が
ヒントだワン

記号さがし②

△に ✓ しながら数えて、その数を下の（　）に書きましょう。
ただし、△の左に○があれば ✓ もつけず、数えません。

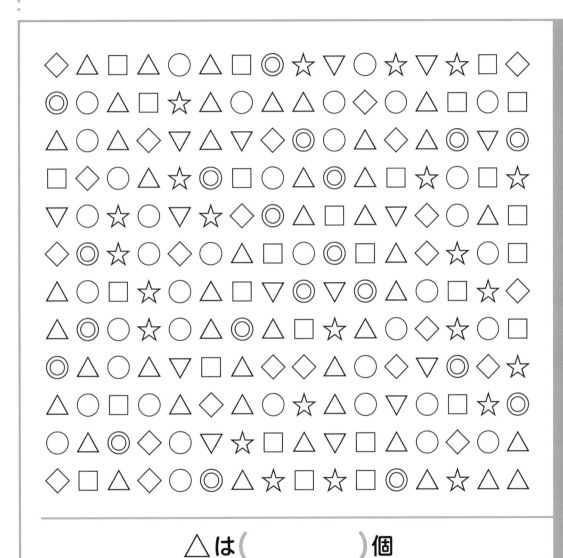

△は（　　　　　　）個

答えは49ページ

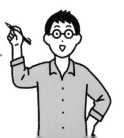

よーし、探し終わったら
間違いがないか
もう一度確かめよう！

数える

…

レベル ★★★★

月　　　日

5

5日目

展望記憶④（さっそくお掃除）

店長から店の掃除を頼まれた良子さん。**掃除用具と手順**を忘れてしまいました。下の（　）に掃除用具を書いて、みなさんが良子さんに教えてあげましょう。

覚える

・・・

レベル ★
★
★
★
★

木奥さん、
今日はお掃除をお願いね

はい。わかりました。
床とショー
ケースですよね
（あれ、何を使うん
だっけ…？）

床は　　　　（　　　　　　　　➡　　　　　　　　　）

ショーケースは（　　　　　　　　　　　　　　　　）

答えは12ページ

まず何をしてから？
ショーケースは
どうしないようにする？

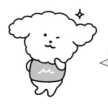

今日も
がんばる
ワン！

違いはどこ？②

2枚の絵には**3つ違うところ**があります。
見つけて右の絵に〇をつけてください。

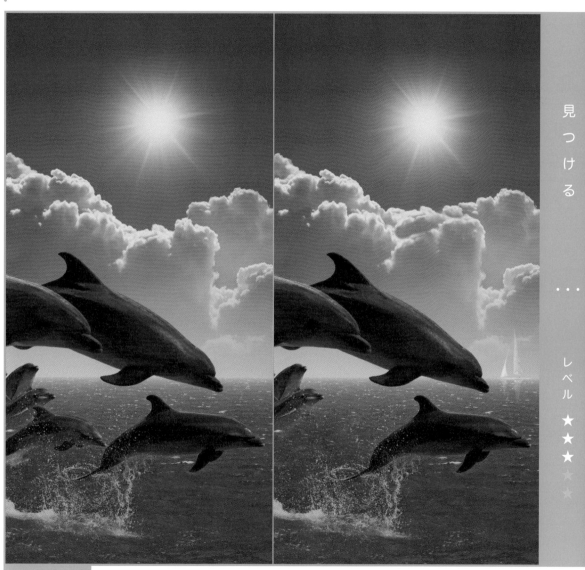

答えは49ページ

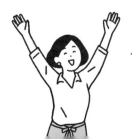

イルカさん、
こんにちは。
もののあるなしにも
注意して見てみるわ

見つける … レベル ★★★★★

月　　　日

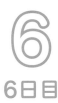

何があった？①

下の図を**10秒間しっかり見て覚えて**ください。
10秒たったら本を閉じて何があったか、
自分のノートに書きましょう。

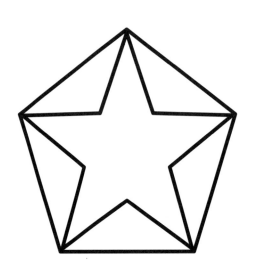

覚える

レベル ★
★ ★
★
★

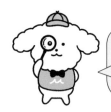

どんな形があるのか、
言葉に出して
言ってみて

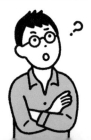

これは星とハートが
あって……
ええっと……

スタンプ②

A、B、Cはスタンプの押す面です。
押したらどの絵になるか1〜8から選んで、
（　）に番号を書きましょう。

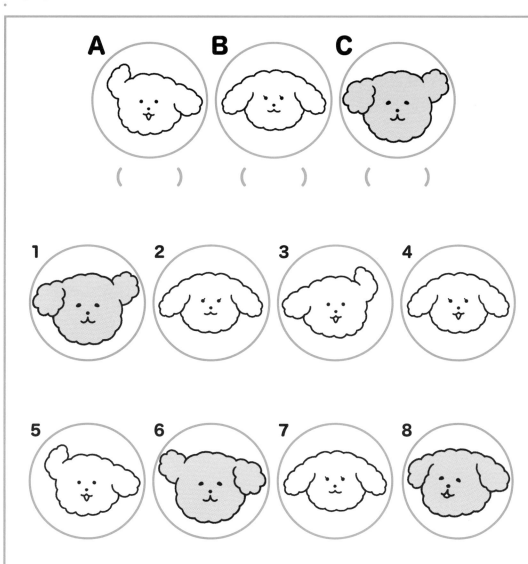

答えは49ページ

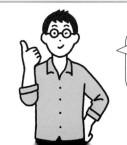

明らかに違うものを
除くと、選ぶものが
わかりやすいよ

想像する

・・・

レベル ★★★★★

月　　　日

展望記憶⑤（のしの場所）

良子さんは店長の佐藤さんから、ご進物用であれば、のし紙をつけるように教えてもらっています。みなさんも、**のし紙の場所**を覚えてくださいね。

覚える

レベル ★★★☆

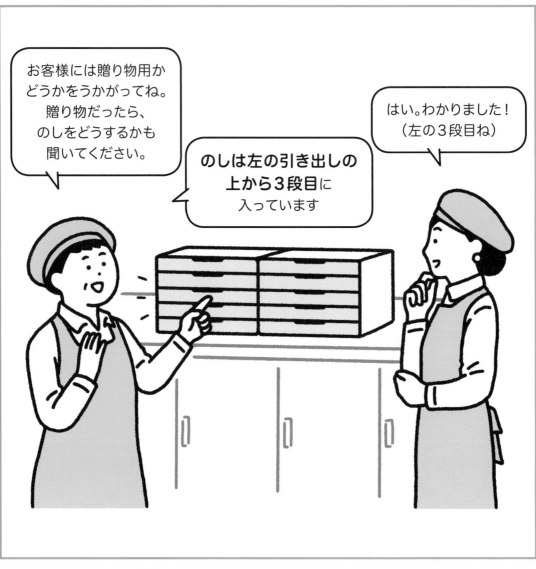

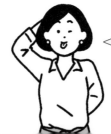

記号さがし③

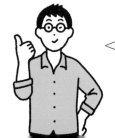 に✓しながら数えて、その数を下の（　）に書きましょう。
ただし 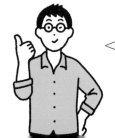 の左に[　]のものがあれば✓もつけず、数えません。

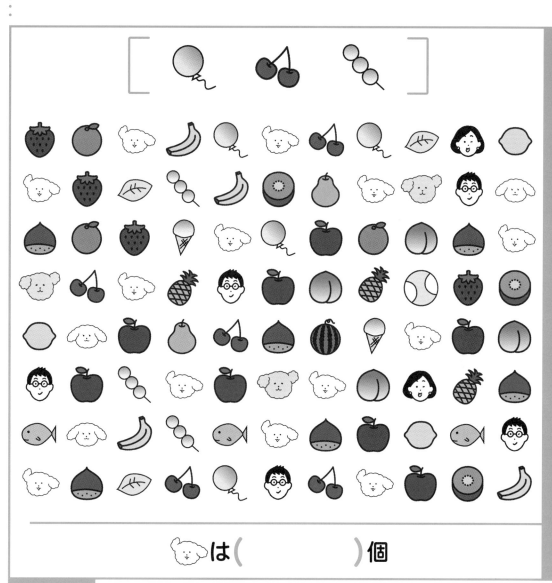

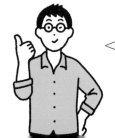は（　　　　　）個

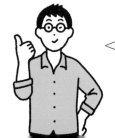数　える

レベル ★★★★★

答えは49ページ

3つの絵を
何度も口にして
忘れないように
しないとね

月　　　日

23

展望記憶⑥（フルーツいっぱい）

良子さんが店長から、フルーツタルトの説明を受けています。**産地直送でおいしいフルーツ**を取り寄せていることが、このケーキ店の自慢です。

このアップルパイの
リンゴは山形県産なの。

イチゴタルトの
イチゴは千葉県産、

洋ナシタルトの
洋ナシは新潟県産ね。

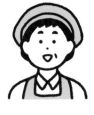

リンゴは山形、
イチゴは千葉、
洋ナシは新潟……
（ややこしいわ〜）

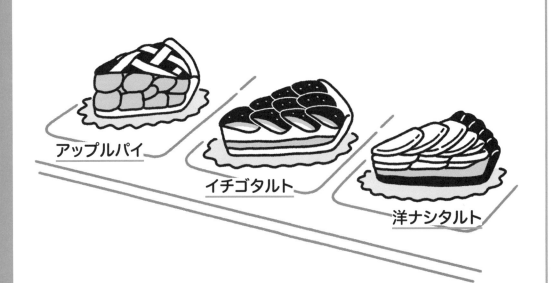

アップルパイ

イチゴタルト

洋ナシタルト

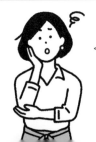

アップルパイはりんごの山（＝山形）、
血（＝千葉）のように赤いイチゴ、
洋ナシは新（＝新潟）しいナシ
……なんて語呂合わせはどう？

違いはどこ？③

2枚の絵には**3つ違うところ**があります。
見つけて下の絵に〇をつけてください。

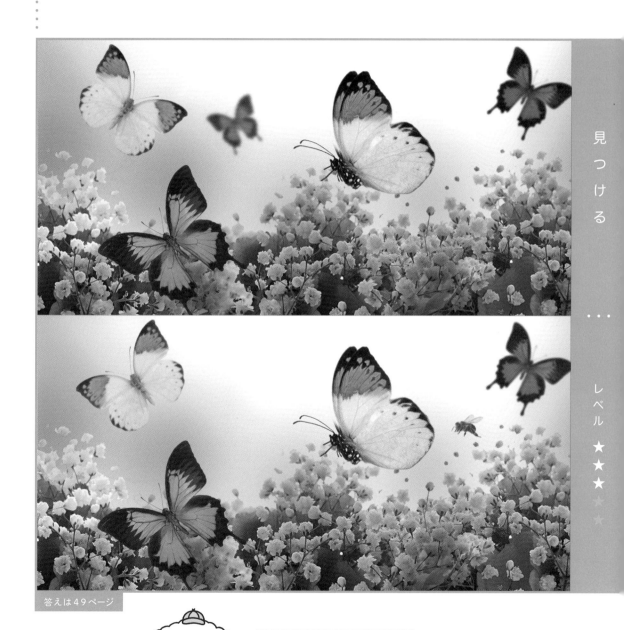

答えは49ページ

見つける・・・ レベル ★★★☆

同じ点・違う点がわかる力は
人の顔や表情を見分けるのにも
役立つよ

月　　　日

どこにいた？①

メモリーがどこのマスに何匹いるかを**10秒間見て**覚えましょう。
10秒たったら、28ページの同じ位置に、
何匹いたかを**数字で書いて**ください。

覚える

・・・

レベル ★
★ ★
★ ★
☆ ☆

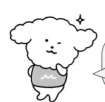

数字の小さい順に
位置を覚えてみてね

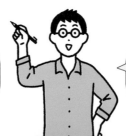

指を使って順番に
指すと覚えやすいよ

記号さがし④

5より小さな黒い数字は〇でかこんで、
5より大きな白い数字は✓してください。
それぞれの数を下の( )に書きましょう。

3 7 7 9 2 6 3 3 6 4
4 2 6 8 1 1 3 5 7 9
1 2 8 5 7 6 2 1 7 4
8 4 2 4 2 9 4 5 6 2
4 4 7 8 4 4 8 2 1 5
6 4 5 4 9 4 8 3 8 4
5 3 9 7 3 3 1 2 5 7
3 2 8 5 1 4 8 6 2 9
1 8 5 6 3 2 6 4 5 7
1 2 2 4 6 6 7 1 9 3

黒い数字（　　　　）個　　白い数字（　　　　）個

答えは49ページ

数える ・・・ レベル ★★★★★

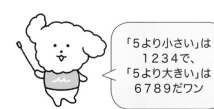

「5より小さい」は
1234で、
「5より大きい」は
6789だワン

月　　　日

27

9

9日目

答えの
書込欄

どこにいた？① (答えを書こう)

26ページには、**メモリーがどこのマスに何匹**いましたか？
思い出して、下の**該当するマスに数字**を書きましょう。

覚
え
る

・・・

レ
ベ
ル ★
★
★
★

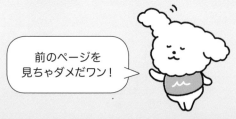

前のページを
見ちゃダメだワン！

(Column1)

(「展望記憶」課題で忘れない工夫をトレーニング)

　日常生活では、ものの置き場所や人の名前などを覚えておくのに、自分なりに忘れないための工夫をされると思います。でもあとになって思い出せないのは、工夫の仕方があまりよくなかったということになります。**自分の記憶の特性を知り、うまい工夫の仕方を練習しよう**というのが、「展望記憶」の一番の目的です（初公開の課題です！）。

　覚え方は、基本的にみなさんにお任せですが、やはり語呂合わせで覚えたり、関連したイメージを思い浮かべたりすると記憶に残りやすいでしょう（「展望記憶」課題では下欄にヒントを添えています）。

(覚える情報を「意味づけ（符号化）」してみる)

　ところでみなさん、いきなり「652834250117」と**12桁の数字**を提示されても、おそらく覚えられませんよね？　でも、その数字をこんなふうに「652-834-250-117」と区切ってみて、「**652（老後に）-834（やさしい）-250（にっこり）-117（いいな）**」と語呂合わせにしてみたら……これなら覚えられそうではないですか？

　次に、13文字のこんなアルファベット「JALANANTTKDDI」を覚えてくださいと言われたら……一見、「難しいなあ」と思うでしょう。でも、これに「**JAL-ANA-NTT-KDDI」と4社の社名という意味づけ**ができれば……覚えられそうですよね。

「展望記憶」の課題では、覚えるべき情報になんらかの意味づけをする「符号化」（5ページ）の練習を自分なりにやってみましょう。

展望記憶⑦（のしはどこ？）

お客様から「のしをつけてほしい」と頼まれました。前に店長さんから聞いたはずなのですが……みなさんが**のしの場所**を下の（　）に書いて、良子さんに教えてあげてください。

覚える

・・・

レベル ★★★★☆

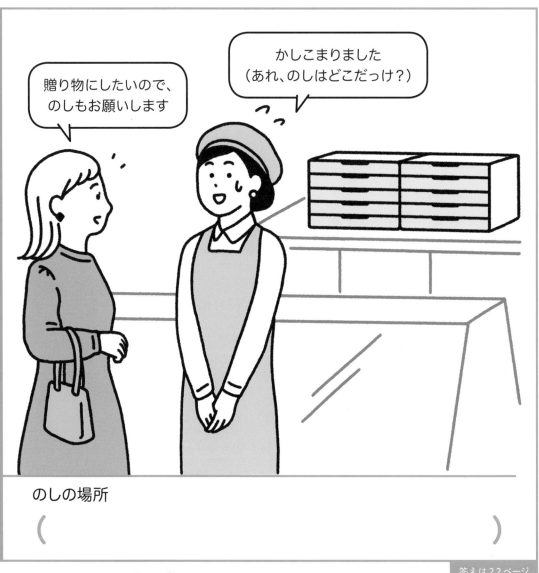

贈り物にしたいので、のしもお願いします

かしこまりました
（あれ、のしはどこだっけ？）

のしの場所

（　　　　　　　　　　　　　）

答えは22ページ

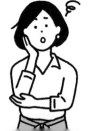

贈り物にのしを忘れたら、あら〜何だっけ？

記号さがし（漢字）①

「銭」に ✓ しながら数えて、
その数を下の（　）に書きましょう。

答えは49ページ

数える

・・・

レベル ★
　　　★
　　　★

頂 腸 潮 賃 痛 敵 展 討 銭 糖 届 難

納 脳 派 拝 背 銭 俳 班 晩 否 批 秘

策 冊 蚕 至 銭 姿 視 銭 誌 磁 射 捨

胃 銭 遺 域 宇 銭 延 沿 恩 我 灰 銭

株 干 銭 看 簡 危 机 銭 貴 疑 吸 供

筋 系 敬 警 劇 激 穴 券 絹 権 憲 源

並 陛 閉 銭 補 暮 宝 訪 銭 忘 棒 枚

模 訳 郵 銭 預 銭 欲 翌 乱 卵 銭 裏

「銭」は（　　　　　　）個

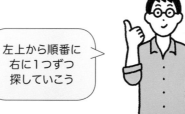

左上から順番に
右に1つずつ
探していこう

月　　　日

31

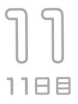

11

11日目

展望記憶⑧（常連さんのお買い物）

近所でフラワーアレンジメントの教室を開いているお客様が、**バウムクーヘン**を買って帰りました。自宅をサロンにしている「サロネーゼ」……良子さんの憧れです。

覚える ・・・ レベル ★★★★★

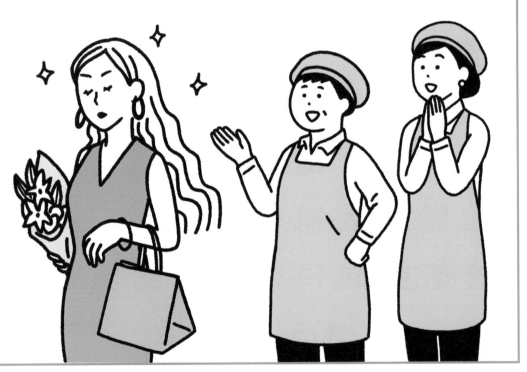

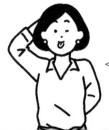

記号さがし（漢字）②

「善」に ✓ しながら数えて、
その数を下の（　）に書きましょう。

権 憲 源 厳 己 呼 善 后 孝 皇 紅 降 鋼 刻
誤 困 砂 善 済 裁 策 冊 蚕 至 私 姿 善 詞
磁 射 捨 域 尺 若 樹 収 宗 善 衆 胃 異 遺
宇 映 延 沿 恩 我 灰 拡 善 閣 割 善 干 巻
簡 危 机 揮 貴 善 吸 供 胸 郷 勤 筋 系 敬
劇 激 善 善 絹 従 縦 縮 熟 純 処 署 胃 専
洗 染 銭 善 奏 窓 善 装 恩 層 操 蔵 我 善
善 宅 善 探 誕 段 諸 除 承 将 傷 障 善 針
班 晩 否 批 秘 善 腹 善 並 善 閉 片 善 暮

「善」の数は（　　　　　）個

答えは49ページ

数える ・・・ レベル ★ ★ ★ ★

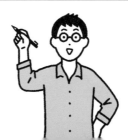

「善」と口にしながら
✓すると間違えにくいよ

月　　　日

12 最初とポン②

音声サイトにアクセスし、3文ずつ文章を聞きましょう。
そして、**最初の単語だけ**を覚えて、下の（　　）に書いてください。
ただし、**動物の名前が出てきたら手をポン**と叩きます。計3回分。

覚える

・・・

レベル
★
★
★
★
★

②-1

1つめ（　　　　　　　　　　　　　）

2つめ（　　　　　　　　　　　　　）

3つめ（　　　　　　　　　　　　　）

②-2

1つめ（　　　　　　　　　　　　　）

2つめ（　　　　　　　　　　　　　）

3つめ（　　　　　　　　　　　　　）

②-3

1つめ（　　　　　　　　　　　　　）

2つめ（　　　　　　　　　　　　　）

3つめ（　　　　　　　　　　　　　）

答えは91ページ

https://movie.sbcr.jp/ikkt/02/

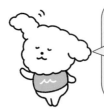

QRコードをスマホで読み取るか、
URLにアクセスすると
音声が再生されるよ。
答えのページに文章があるので、
それを読み上げてもらってもOK！

スタンプ③

A、Bはスタンプの押す面です。
押したらどの絵になるか１～６から選んで、
（　）に番号を書きましょう。

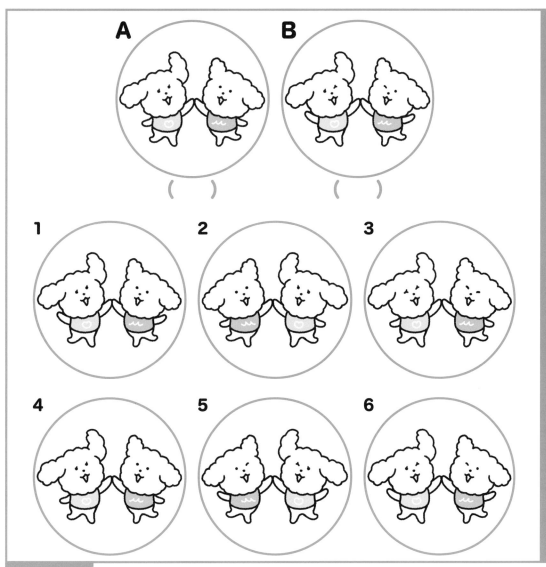

答えは49ページ

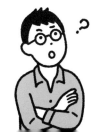

まずは明らかに
違うものを除いて、
あと違うところは……
どこだ？

月　　　　日

展望記憶⑨(ケーキはどこ産?)

今日は夫の強さんが買い物に来てくれました。季節限定の洋ナシタルトをすすめたものの、**洋ナシの産地**が思い出せません。( )に書いて、みなさんが良子さんに教えてあげましょう。

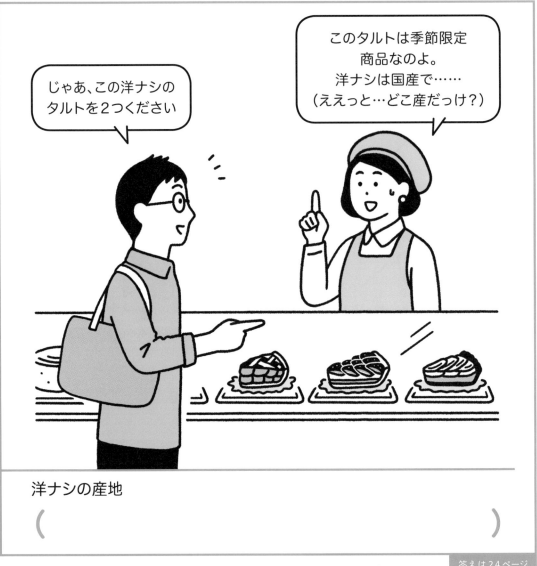

洋ナシの産地

(   )

答えは24ページ

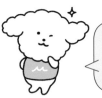

洋ナシは
どんなナシって
覚えたっけ?

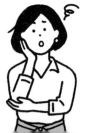

ええっと、
たしか新しい??

記号さがし（漢字）③

「尊」に✓しながら数えて、その数を下の（　）に書きましょう。
ただし、「尊」の左に、色の名前の漢字があれば✓もつけず、
数えません。

黒補暮宝尊亡忘棒白幕尊盟模訳
優尊黒尊翌尊黄覧裏律臨尊論胃
遺域宇映延沿恩我灰拡革閣黒株
巻看尊危机揮貴赤吸供胸厳己呼
后尊皇紅降黄尊穀尊困郷白尊系
警劇激穴券絹権憲源白尊捨黒尺
樹赤宗就衆従縦尊熟純処署諸除
将銀障黒尊仁垂推寸盛聖誠舌宣
専泉洗染銭善奏誕尊段暖値宙忠

（　　　　）個

答えは49ページ

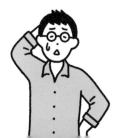

「尊」の左に色の名前が
あったらブレーキをかけて
数えないようにしないと……

月　　　日

展望記憶⑩（同僚のプロフィール）

お客さんが少し途絶えたので、本田さん、青木さんと**出身地と星座**についておしゃべりをしました。同僚のプロフィールは大事なので、しっかり覚えておこうと思う良子さんでした。

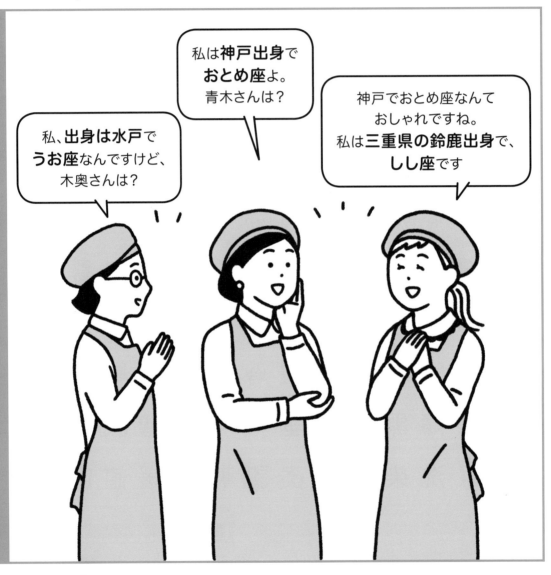

私、**出身は水戸で**
うお座なんですけど、
木奥さんは？

私は**神戸出身で**
おとめ座よ。
青木さんは？

神戸でおとめ座なんて
おしゃれですね。
私は**三重県の鈴鹿出身で、**
しし座です

覚える

．．．

レベル ★★
★★
★

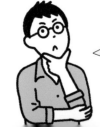

本好き（＝本田）の
「水戸」黄門は
「魚」が好き

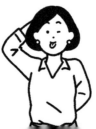

青空（＝青木）の
下でのF1レース
（＝鈴鹿サーキット）で
ししが出てきた……とか？

同じ絵はどれ？①

下の絵の中には**同じ絵柄が2枚**あります。
見つけて下の（　）に番号を書いてください。

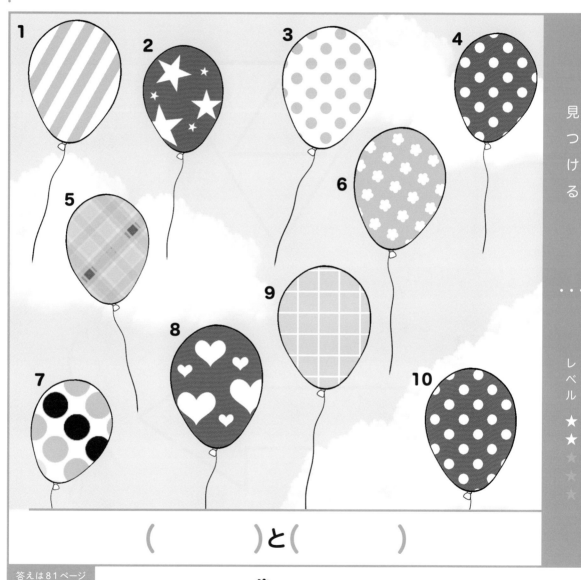

（　　　　　）と（　　　　　）

答えは81ページ

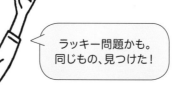

ラッキー問題かも。
同じもの、見つけた！

見つける

・・・

レベル ★★★★★

月　　　日

何があった？②

15日目

下の図を**10秒間しっかり見て覚えて**ください。
10秒たったら本を閉じて何があったか、
自分のノートに書きましょう。

覚
え
る

・・・

レ
ベ
ル ★
★
★
★
★

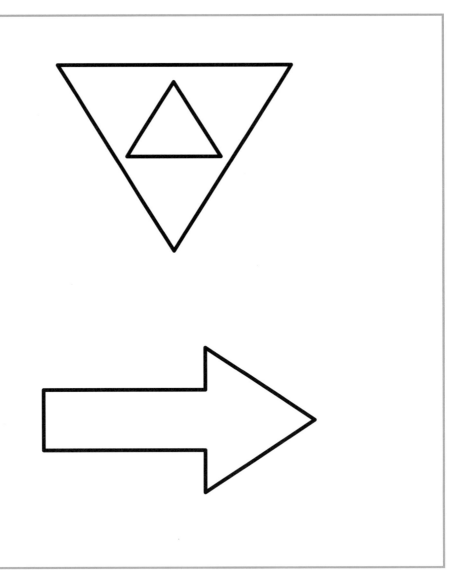

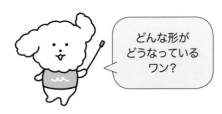

どんな形が
どうなっている
ワン？

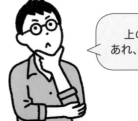

上の三角は
あれ、逆さまだぞ

心で回転①

真ん中の立体図は、**まわりのメモリーたちから見ると、**
どう見えるでしょうか？
誰がどう見えるか、線でつなぎましょう。

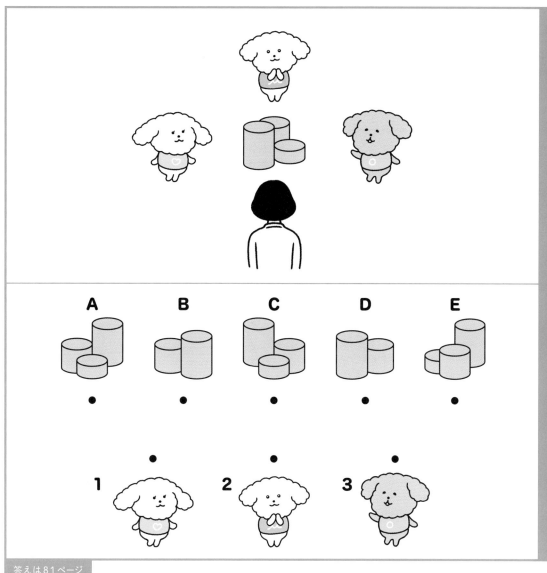

答えは81ページ

ボクから
見て、右か左かを
考えてみるよ

想像する

レベル ★
　　　★
　　　★
　　　★

月　　　日

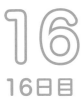

展望記憶⑪(「いつもの」って何?)

数日前に買い物に来た「サロネーゼ」さんが「いつもの」を買い求めてくれました。でも、**「いつもの」**って何でしょう? みなさんが下の( )に書きましょう。

覚える

...

レベル ★ ★ ★ ★

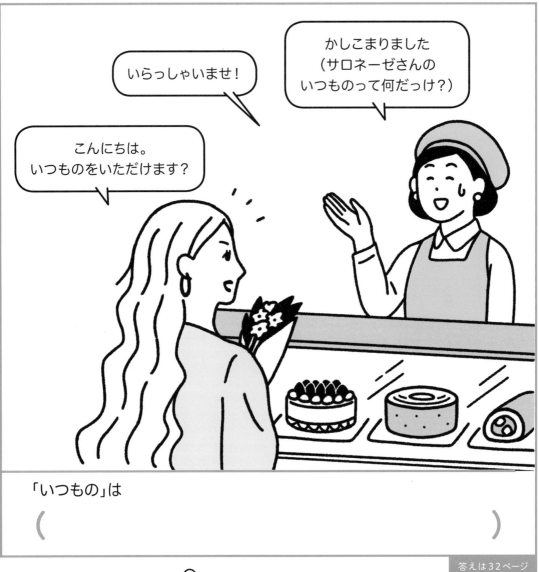

「いつもの」は

( )

答えは32ページ

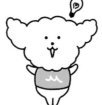

記号さがし（英語）①

「TREE」に✓しながら数えて、
その数を下の（　　）に書きましょう。

EASY YEAR POP WE TREE MOON TEETH

CUP BY TREE RICE FORTY ICE BANANA

LOOK WATCH HAT TREE TOE SISTER ME

FUN DAY FROG TREE POTATO TAKE UP

BY OPEN KOALA WINTER BOY EYE TREE

PUT IN SUN TREE EAR HOT JUMP NO ART

TREE HOT APPLE CORN ROOM AND FINE

SLEEP NUT TREE SIX BUY SOME RICE

NINE GOOD SHORT PLAY SOFT TREE SKI

「TREE」の数は（　　　　　）個

答えは49ページ

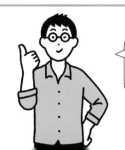

これも「TREE」と
口ずさみながら
✓すると間違えにくいよ

数える
…
レベル ★
★
★
★
★

月　　　日

展望記憶⑫（コーヒーの淹れ方）

今日は休日。良子さんは家でゆっくりと、夫の強さんが淹れてくれたコーヒーを味わっています。強さんは得意げに<u>おいしいコーヒーの淹れ方</u>をレクチャーしています。

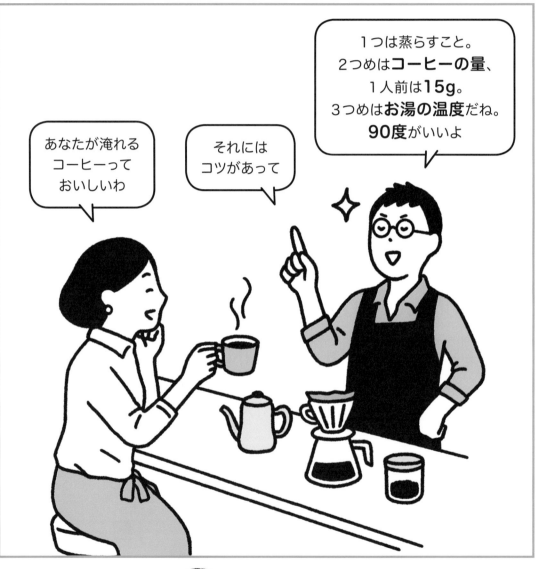

覚える

...

レベル ★
★ ★
★
★

あなたが淹れる
コーヒーって
おいしいわ

それには
コツがあって

1つは蒸らすこと。
2つめは**コーヒーの量**、
1人前は**15g**。
3つめは**お湯の温度**だね。
90度がいいよ

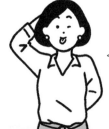

ええっと、15gに90度……。
夫の話を忘れると、
以降（=15）、
くる（=90）しいわ……なんて

同じ絵はどれ？②

下の絵の中には**同じ絵が2枚**あります。
見つけて下の( )に番号を書いてください。

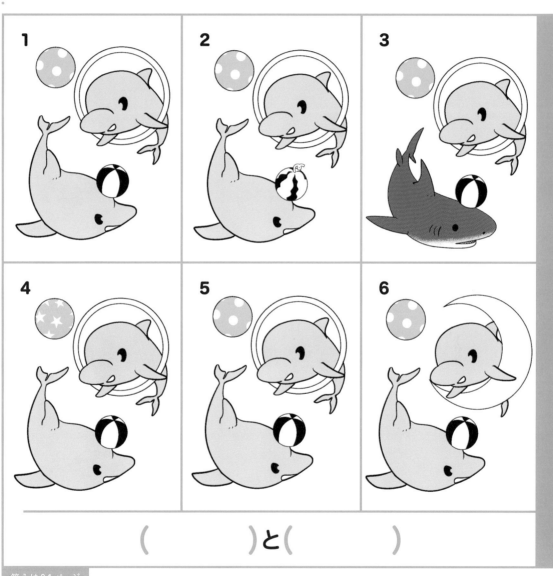

（　　　　　）と（　　　　　）

答えは81ページ

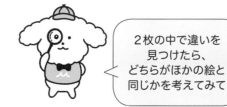

2枚の中で違いを
見つけたら、
どちらがほかの絵と
同じかを考えてみて

月　　　日

45

どこにいた？②

メモリーのガールフレンドが**どこのマスに何匹いるか**を
10秒間見て覚えましょう。10秒たったら、
48ページの同じ位置に、何匹いたかを**数字で書いて**ください。

覚
え
る

・・・

レ
ベ
ル ★
★ ★
★ ★
★ ★

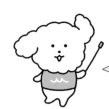

指を使ってマスを
指しながら
数字を口に出すと
覚えやすいワン

記号さがし（英語）②

「LION」に✓しながら数えて、
その数を下の（　）に書きましょう。

KING BLUE LION DOG CAT LOOK EAR LION ON

MOTEHR COW LAKE TURN WANT BREAD TEA

FUN MATH BOY INK HAT CUP LION KOALA

WE NUT LION WEEK MAY ICE LION PEN BUY

CLOCK HERO UP LION BLUE TAKE JUMP LION

DOCTOR POST P.E.　FIRE CAP RACKET BUS

LION ON TAXI LION JET GAS FLOWER BALL

YELLOW KING QUEEN JUNE MAY LION RIVER

SISTER KNEE FACE LION TOE EYE CAT BIRD

SNAKE LION BEAR COOK VET FIRE HERO LION

「LION」の数は（　　　　　）個

答えは49ページ

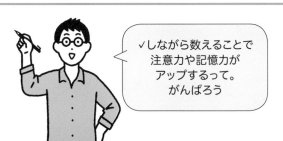

✓しながら数えることで
注意力や記憶力が
アップするって。
がんばろう

月　　　日

どこにいた？②（答えを書こう）

46ページには、**メモリーがどこのマスに何匹**いましたか？
思い出して、下の**該当するマスに数字**を書きましょう。

覚
え
る

・・・

レ
ベ
ル

★
★
★
★
★

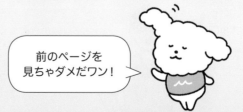

前のページを
見ちゃダメだワン！

答え合わせのページ①

違いはどこ?①（13ページ）

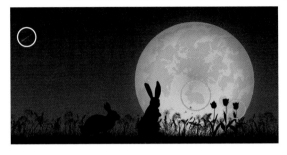

違いはどこ?②（19ページ）

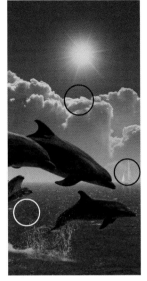

違いはどこ?③（25ページ）

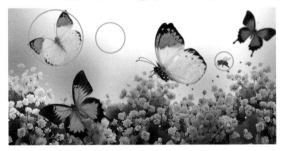

記号さがし①（11ページ）…… **(24)個**

記号さがし②（17ページ）…… **(29)個**

記号さがし③（23ページ）…… **(9)個**

記号さがし④（27ページ）…… **黒い数字(36)個 白い数字(14)個**

記号さがし（漢字）①（31ページ）…… **(14)個**

記号さがし（漢字）②（33ページ）…… **(19)個**

記号さがし（漢字）③（37ページ）…… **(10)個**

記号さがし（英語）①（43ページ）…… **(9)個**

記号さがし（英語）②（47ページ）…… **(13)個**

記号さがし（英語）③（51ページ）…… **(12)個**

スタンプ①（15ページ）…… **A(1) B(2)**

スタンプ②（21ページ）…… **A(3) B(2) C(6)**

スタンプ③（35ページ）…… **A(2) B(5)**

展望記憶⑬（青木さんの出身地）

19 19日目

作業の合間に、良子さんと青木さんが会話をしています。青木さんの**出身地と星座**を忘れてしまった良子さん。（　）に書いて、みなさんが良子さんに教えてあげましょう。

レベル ★★★☆

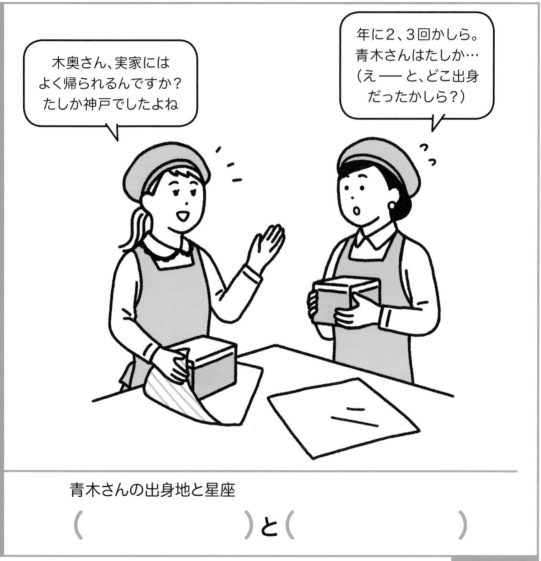

青木さんの出身地と星座

（　　　　　　　）と（　　　　　　　）

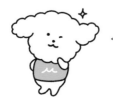

青空の下で何をしていたって覚えたっけ？

記号さがし（英語）③

「CAT」に ✓しながら数えて、その数を下の（　）に書きましょう。
ただし、「CAT」の左に、色を表す単語があれば ✓もつけず、
数えません。

TABLE ORANGE BLUE CAT SIX CAT ENGLISH

AND MATH LIBRARY GLUE ERASER CAT IN

DRAGON EIGHT SEA WINTER CAT BLUE TWO

HAT KOALA BLACK CAT IN MOON EAR CAT

EAT TEA CAT KING PINK WEEK CAT DOG GO

DUCK CAT RED LEG EAR GREEN CAT SNAKE

MONKEY TIGER SEAL CAT LEFT WOLF LAKE

TREE CUP TWO LION CAT RED CAT MAY YOU

INK CAT SEE COOK BLACK PINK CAT CAT GO

GET TEN BUS CAT NIGHT BOY APRIL ANT NO

「CAT」の数は（　　　　　）個

答えは49ページ

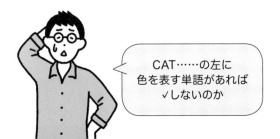

CAT……の左に
色を表す単語があれば
✓しないのか

月　　　日

展望記憶⑭（コーヒーを淹れるコツ）

コーヒーを飲んで、ホッとひと息つこうとしている良子さん。でも、おいしいコーヒーを淹れるコツのうち、2つが思い出せません。**コツ2とコツ3**を下の（　）に書きましょう。

覚える

・・・

レベル ★ ★ ★ ☆ ☆

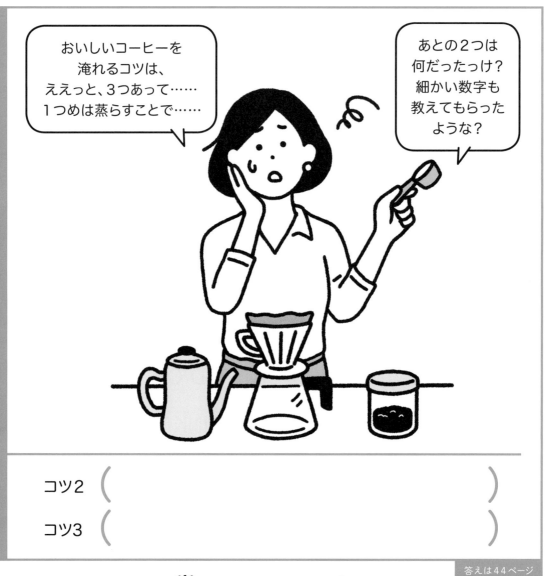

コツ2　（　　　　　　　　　　　　　　　　　　　　　　　）

コツ3　（　　　　　　　　　　　　　　　　　　　　　　　）

答えは44ページ

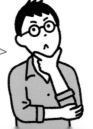

夫の話を忘れると何だっけ……？

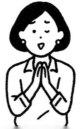

いつも夫の話を忘れてごめんね

同じ絵はどれ？③

下の絵の中には**同じ絵が2つ**あります。
見つけて番号を答えてください。

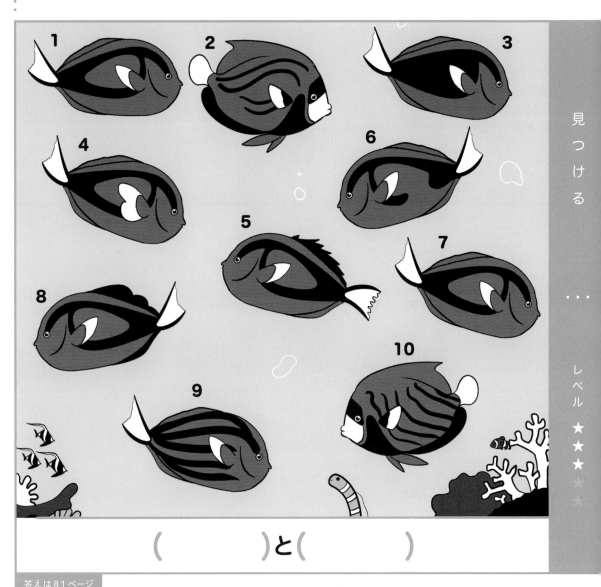

(　　　　)と(　　　　)

答えは81ページ

2つの中で違いを見つけたら、
どちらがほかの絵と
同じかを考えてみるワン

月 　　　 日

最初とポン③

音声サイトにアクセスし、3文ずつ文章を聞きましょう。
そして、**最初の単語だけ**を覚えて、下の( )に書いてください。
ただし、**動物の名前が出てきたら手をポン**と叩きます。計3回分。

覚える

③-1

1つめ（ 　　　　　　　　　　　　　　 ）

2つめ（ 　　　　　　　　　　　　　　 ）

3つめ（ 　　　　　　　　　　　　　　 ）

③-2

1つめ（ 　　　　　　　　　　　　　　 ）

2つめ（ 　　　　　　　　　　　　　　 ）

3つめ（ 　　　　　　　　　　　　　　 ）

レベル
★
★
★
★
★

③-3

1つめ（ 　　　　　　　　　　　　　　 ）

2つめ（ 　　　　　　　　　　　　　　 ）

3つめ（ 　　　　　　　　　　　　　　 ）

答えは92ページ

https://movie.sbcr.jp/ikkt/03/

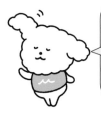

QRコードをスマホで読み取るか、
URLにアクセスすると
音声が再生されるよ。
答えのページに文章があるので、
それを読み上げてもらってもOK！

心で回転②

真ん中の立体図は、**まわりのメモリーたちから見ると、**
どう見えるでしょうか？
誰がどう見えるか、線でつなぎましょう。

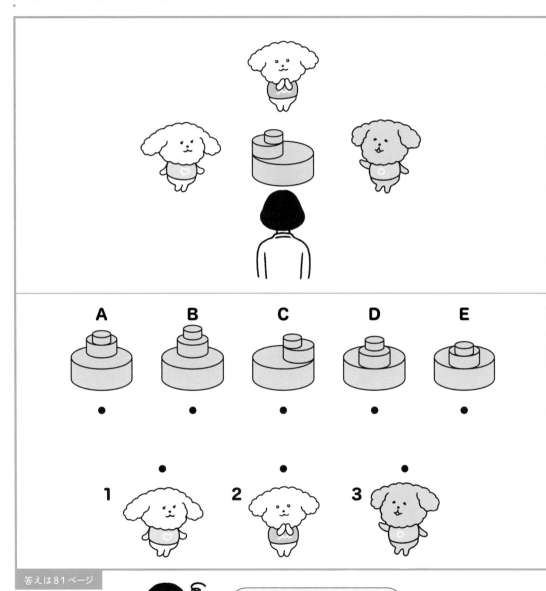

答えは81ページ

回転するほど難しくなるわね。
メモリーの左右にいる
お友達から考えて
イメージしてみよう

想像する

・・・

レベル ★★★★☆

月　　　日

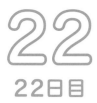

展望記憶⑮（イベントウイーク始まる）

百貨店の地下食品売り場では、今日から2週間のイベントウイークが始まりました。良子さんの働くケーキ店でも、**いろいろな特典**をつけています。

覚える … レベル ★★★☆☆

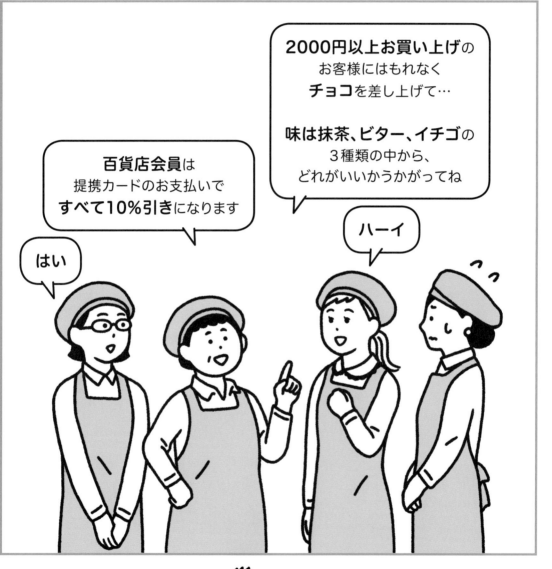

2000円以上お買い上げのお客様にはもれなくチョコを差し上げて…

味は抹茶、ビター、イチゴの3種類の中から、どれがいいかうかがってね

百貨店会員は提携カードのお支払いですべて10%引きになります

はい

ハーイ

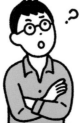

会員の百貨「店」（＝10）

ニセ（＝2000）もののチョコでま（＝抹茶）い（＝イチゴ）った（＝ビター）

さがし算①

□の中には、縦、横、斜めの隣り合った
3つの数字を足して14になるものが1つあります。
それを探して○で囲みましょう。

〈例〉

8	6	7
9	1	8
7	8	4

6	4	8
5	5	9
9	6	7

5	8	7
6	9	8
3	6	9

6	5	6
4	8	9
2	7	9

答えは124ページ

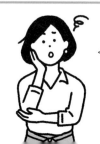

数を組み合わせて
計算しながら考えるから
けっこう頭を使うわね

数える

・・・

レベル ★
★
★
★

月　　日

展望記憶⑯（理容室に予約）

強さんが家の掃除をしたところ、**理容室のポイントカード**を見つけました。その店で髪を切ろうと思い立ち、さっそく**予約の電話**を入れています。ポイントカードはカバンの中にしまいました。

覚
え
る

・・・

レ
ベ
ル
★
★
★
★
★

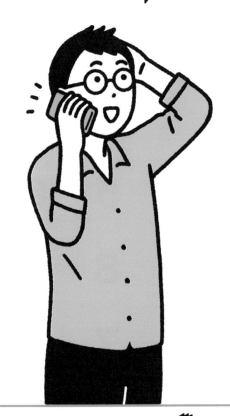

ええっと、
では**来週土曜の14時半**で
お願いします

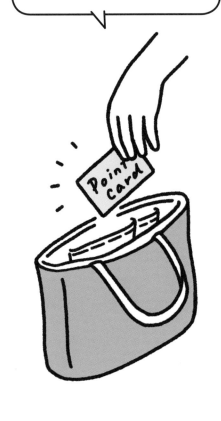

あ、ポイントカードは
忘れないように
カバンのポケットに入れて

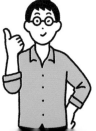

髪を切ると
すっきりして
虹（＝2時）が「半」分
出たー！

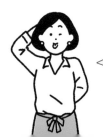

あなた、なんでも
カバンのポケットに
入れてるわよね

さがし算②

□の中には、縦、横、斜めの隣り合った
3つの数字を足して15になるものが2つずつあります。
それらを探して〇で囲みましょう。

1	9	3
3	7	8
7	2	9

8	3	6
1	2	4
4	6	2

2	1	2
5	9	7
7	8	9

6	9	1
1	2	3
9	8	5

答えは124ページ

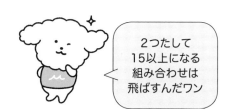

2つたして
15以上になる
組み合わせは
飛ばすんだワン

数える

レベル ★
★
★
★
★

月　　　日

何があった？③

下の図を**10秒間しっかり見て覚えて**ください。
10秒たったら本を閉じて何があったか、
自分のノートに書きましょう。

覚える

・・・

レベル ★
★
★
★

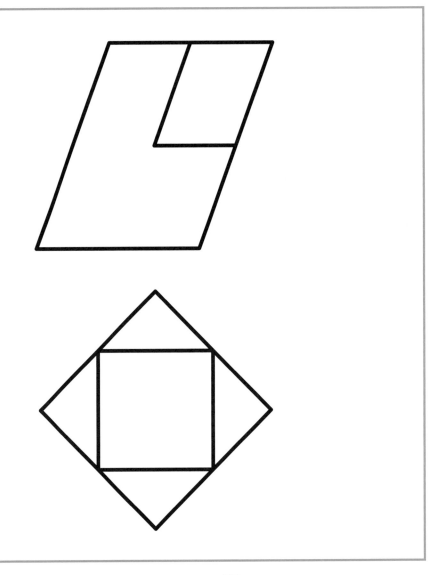

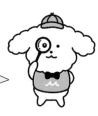

形どうしが
ある線で接していることに
注意してみるワン

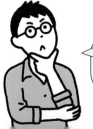

2つとも□の形
ではあるぞ

心で回転③

真ん中の立体図は、**まわりのメモリーたちから見ると、どう見える**でしょうか？
誰がどう見えるか、線でつなぎましょう。

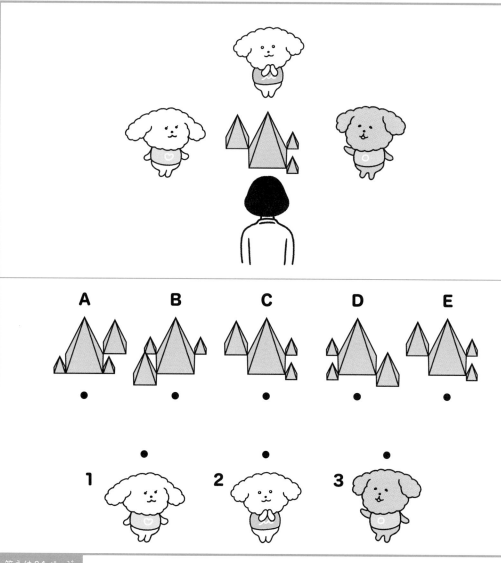

答えは81ページ

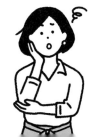

私の左右にいる
メモリーの友達から
どう見えるかを
考えてみようっと……

想像する

・・・

レベル ★ ★ ★ ★ ★

展望記憶⑰（ややこしいイベントウイーク）

イベントウイーク中は盛況です。お客様から**割引やサービス**について質問を受けた良子さん。「何％引き」か「チョコの味」は何か、下の（　）に書いて、良子さんに教えてあげましょう。

覚える
・・・
レベル ★
★
★
★

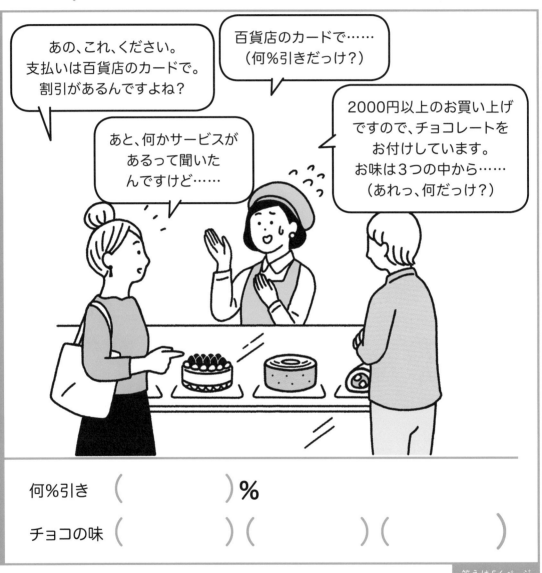

> あの、これ、ください。
> 支払いは百貨店のカードで。
> 割引があるんですよね？

> あと、何かサービスがあるって聞いたんですけど……

> 百貨店のカードで……
> （何％引きだっけ？）

> 2000円以上のお買い上げですので、チョコレートをお付けしています。
> お味は3つの中から……
> （あれっ、何だっけ？）

何％引き　（　　　　　　　　）％

チョコの味（　　　　　）（　　　　　　　）（　　　　　　）

答えは56ページ

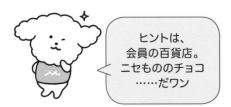

> ヒントは、
> 会員の百貨店。
> ニセもののチョコ
> ……だワン

さがし算③

□の中には、縦、横、斜めの隣り合った
3つの数字を足して15になるものが3つずつあります。
それらを探して◯で囲みましょう。

2	9	1
9	8	7
3	4	6

3	4	6
7	1	5
2	3	8

2	9	5
3	3	7
5	1	8

2	5	1
3	2	4
3	9	6

答えは124ページ

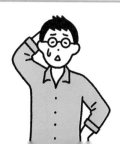

ええっと、2つたして
5以下になる
組み合わせは
飛ばしていいんだよね

数
え
る

・・・

レ
ベ
ル ★
★
★
★
★

月　　　日

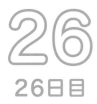

26 展望記憶⑱（上品なマダム）

26日目

上品そうなマダムが来店しました。遊びに来るお孫さんたちに出すのに、おすすめの商品を聞かれた良子さん。はりきって**期間限定のミルフィーユ**をおすすめしました。

覚える

レベル ★★★☆☆

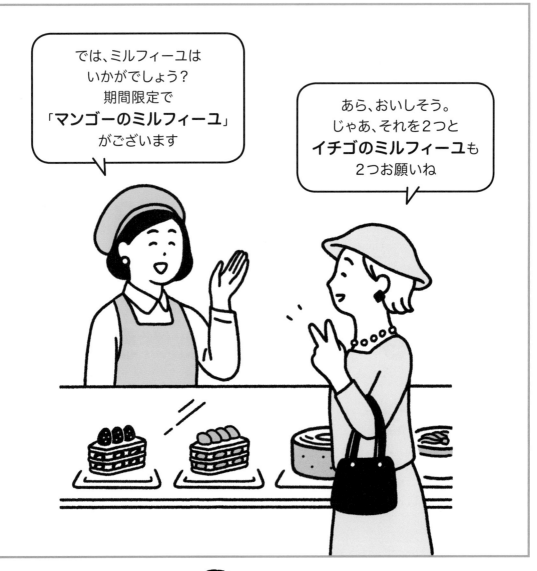

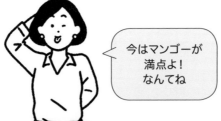

64

漢字さがし①

下の点々の中に 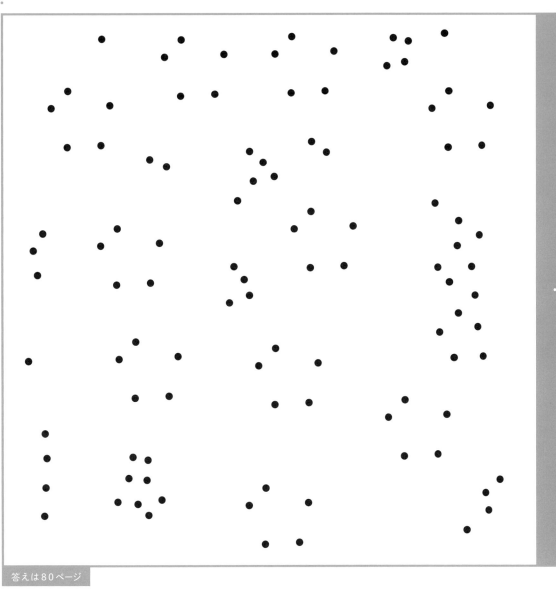 が10組あります。それらを見つけて のように**線で結びましょう。**

見つける

…

レベル ★★★★★

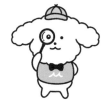

似たような点の間隔の
ところを見つけて、
線で結んでみるだワン！

月　　　日

65

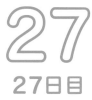

どこにいた？③

メモリーの友達が**どこのマスに何匹いるかを10秒間見て**
覚えましょう。10秒たったら、68ページの同じ位置に、
何匹いたかを**数字で書いて**ください。

覚える

レベル ★
★
★
★

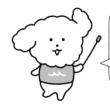

まずはボクの友達がいる
位置を覚えてから、
何匹という数字を
覚えてもいいワン

さがし算④

□の中には、縦、横、斜めの隣り合った
3つの数字を足して16になるものが1つあります。
それを探して〇で囲みましょう。

5	9	7	1
8	7	3	1
5	9	5	2
9	7	1	5

8	6	7	2
9	8	4	9
5	9	9	6
1	8	8	5

答えは124ページ

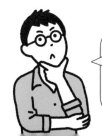

「4×4」は難しいなあ。
2つ以上足して
16になる組み合わせは
飛ばそうっと

月　　　日

どこにいた？③（答えを書こう）

66ページには、**メモリーがどこのマスに何匹**いましたか？
思い出して、下の**該当するマスに数字**を書きましょう。

覚
え
る

・・・

レ
ベ
ル ★
★
★
★
☆

前のページを
見ちゃダメだワン！

(「数える」問題で注意力、集中力、処理速度をアップ)

「数える」問題で「記号さがし」や「さがし算」などを解いている間は、注意力も集中力も要します。1分や2分の間でも、とにかく**集中するということは大事**です。1回解いてみると自分のおおよその解答時間がわかるので、次からは目標時間を決めてやってみるといいでしょう。前回よりも時間が短縮されたら、それは注意力・集中力と処理速度アップの効果が出ている証拠です。

(スピードとワーキングメモリをアップ)

「数える」問題の「記号さがし」や「さがし算」の課題では、ワーキングメモリをダイレクトに使います。**ワーキングメモリは、別名「心のメモ帳」**と呼ばれ、短い時間に心の中で情報を保持し、同時に処理する能力のことを指します。

「記号さがし」も「さがし算」も、頭の中で記号や暗算した数字を覚えておかないと解けない問題です。

つまり、**「数える」問題では、注意力・集中力と処理速度を上げる効果と、ワーキングメモリを広げるという効果**が期待できるのです。

なお、簡単な課題を何回も繰り返し行うことを、教育学用語で「過剰学習」といいます。できる課題でも、何回も何回も繰り返し過剰に行うと、さらに次のステップにポンと上がれたりするものです。「数える」問題を徹底的にやるというのも十分価値があることなのです。繰り返し使ってみたい方は、コピーしてお使いください。

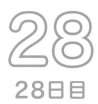

展望記憶⑲（理容室に行きたいけれど……）

理容室に出かけようとした強さん。肝心の予約時間をど忘れしました。**予約時間とポイントカードの置き場所**を下の（　）に書いて、強さんに教えてあげてください。

覚える

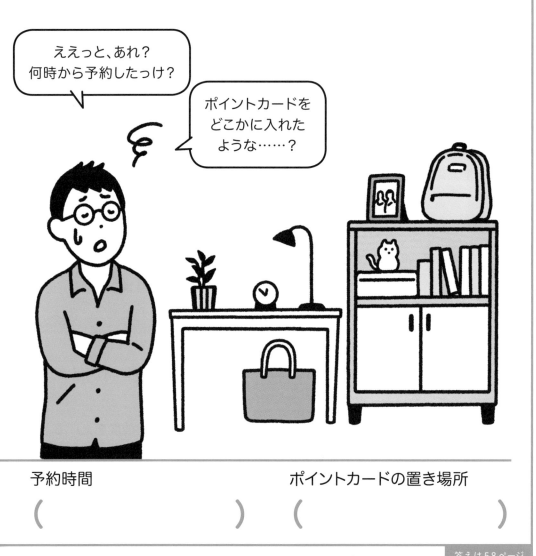

ええっと、あれ？
何時から予約したっけ？

ポイントカードを
どこかに入れた
ような……？

レベル ★
★
★
☆
☆

予約時間

（　　　　　　　　　　）

ポイントカードの置き場所

（　　　　　　　　　　）

答えは58ページ

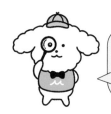

髪を切ると
すっきりして
どうなるんだワン？

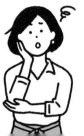

あなたがいつも
入れる場所って
決まっているのに

さがし算⑤

□の中には、縦、横、斜めの隣り合った
3つの数字を足して16になるものが2つずつあります。
それらを探して〇で囲みましょう。

1	2	9	1
2	4	1	3
4	6	2	2
7	2	5	4

2	9	1	2
3	8	2	3
5	1	4	4
1	5	3	1

答えは124ページ

数える

・・・

レベル ★
★ ★
★ ★ ★
★ ★
★

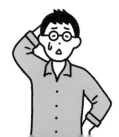

2つ足して6以下になる
組み合わせは
飛ばしていいんだよな。
難しいなあ……

月　　　日

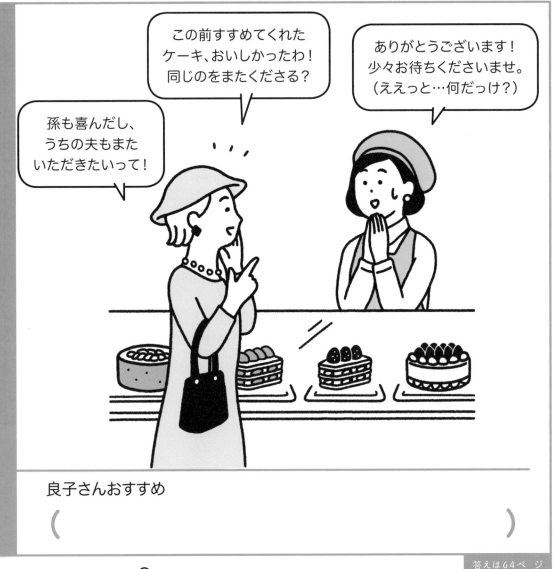

展望記憶⑳（上品なマダム再び）

3日前に来店したマダムがまたお店に来てくれました。**「この前すすめてくれたケーキ」**をまた買いたいというマダム。でも、良子さん、うっかりど忘れ。下の（ ）に書いて教えてあげましょう。

覚える
…
レベル ★★★★★

この前すすめてくれたケーキ、おいしかったわ！同じのをまたくださる？

ありがとうございます！少々お待ちくださいませ。（ええっと…何だっけ？）

孫も喜んだし、うちの夫もまたいただきたいって！

良子さんおすすめ

（　　　　　　　　　　）

答えは64ページ

ほら、今は何が満点なんだワン？

漢字さがし②

下の点々の中に 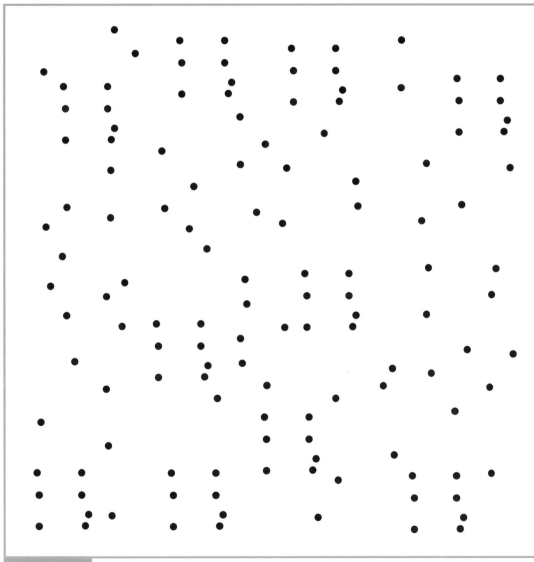 が10組あります。それらを見つけて のように**線で結びましょう。**

答えは80ページ

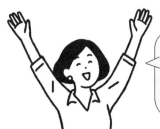

全部で10組あるのね。
わかりやすいところから
線で結んで、
見つけてみよう!

月　　日

見つける

・・・

レベル ★
★
★
★
★

最初とポン④

音声サイトにアクセスし、3文ずつ文章を聞きましょう。
そして、**最初の単語だけ**を覚えて、下の（　　　）に書いてください。
ただし、**動物の名前が出てきたら手をポン**と叩きます。計3回分。

覚える

④-1

1つめ（　　　　　　　　　　　　　　　　　）

2つめ（　　　　　　　　　　　　　　　　　）

3つめ（　　　　　　　　　　　　　　　　　）

④-2

1つめ（　　　　　　　　　　　　　　　　　）

2つめ（　　　　　　　　　　　　　　　　　）

3つめ（　　　　　　　　　　　　　　　　　）

レベル
★
★★
★★★
★★★★
★

④-3

1つめ（　　　　　　　　　　　　　　　　　）

2つめ（　　　　　　　　　　　　　　　　　）

3つめ（　　　　　　　　　　　　　　　　　）

答えは92ページ

https://movie.sbcr.jp/ikkt/04/

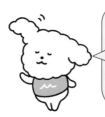

QRコードをスマホで読み取るか、
URLにアクセスすると
音声が再生されるよ。
答えのページに文章があるので、
それを読み上げてもらってもOK！

順位決定戦①

みんなが「好きな丼」の人気投票をしました。
表彰台の順位から考えて、
みんなが好きな順番に番号をつけてください。

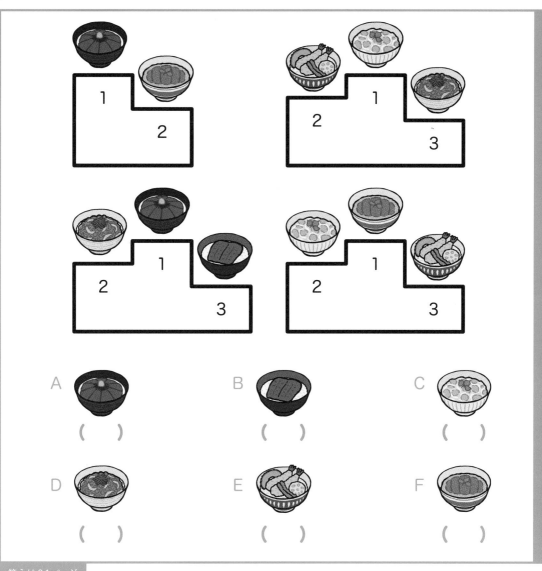

答えは81ページ

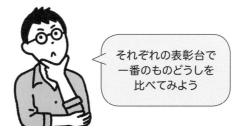

それぞれの表彰台で
一番のものどうしを
比べてみよう

想像する

・・・

レベル ★
★
★
☆

月　　日

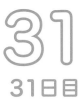
展望記憶㉑（同僚の"推し"）

休憩時間に、本田さん、青木さんと雑談していたところ、**ふたりの"推し"の俳優**の話になりました。こういう誰が誰を好きか情報は大事だから覚えておこう、と思う良子さんでした。

覚
え
る

・・・

レ
ベ
ル ★ ★
★ ★
★ ★
★

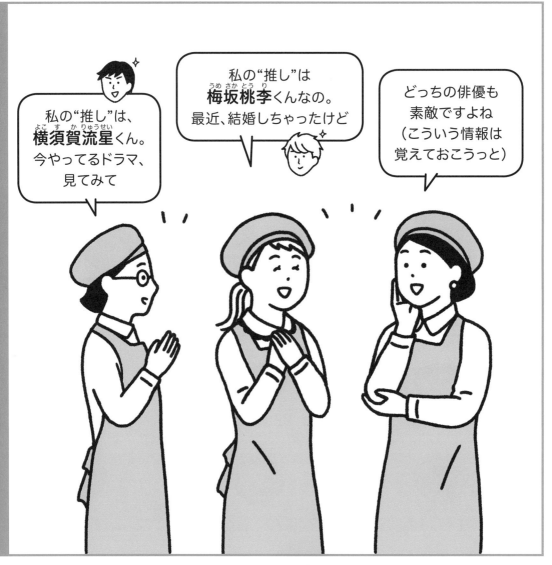

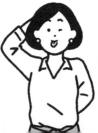

さがし算（漢数字）①

□の中には、縦、横、斜めの隣り合った
3つの数字を足して15になるものが1つあります。
それを探して〇で囲みましょう。

八	六	四
九	七	五
五	八	九

七	六	九
八	七	七
二	八	九

一	二	七
三	八	九
七	八	六

六	二	九
九	一	八
一	九	一

答えは124ページ

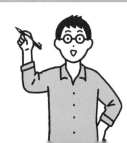

数を組み合わせて
計算しながら
考えるのは算用数字と
同じだよ

数える … レベル ★★★★★

月　　日

展望記憶㉒（甥っ子、姪っ子）

今度の休みに強さんの実家に一緒に帰ります。強さんの妹も子どもを連れて帰省するそうです。久しぶりに会う**甥っ子、姪っ子の名前**を強さんに聞いています。

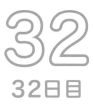

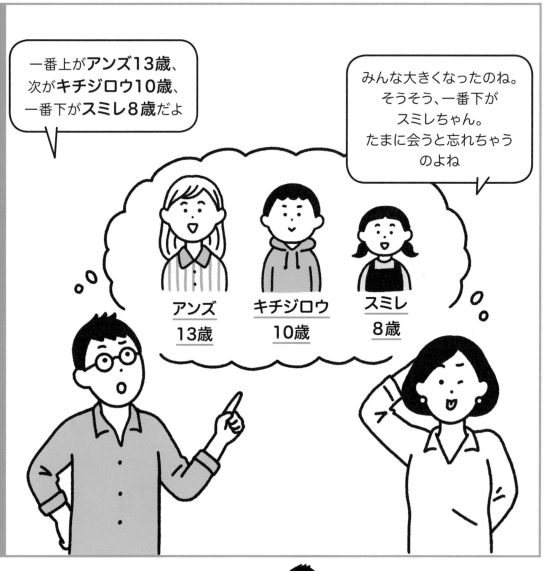

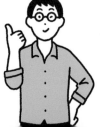

漢字さがし③

下の点々の中に 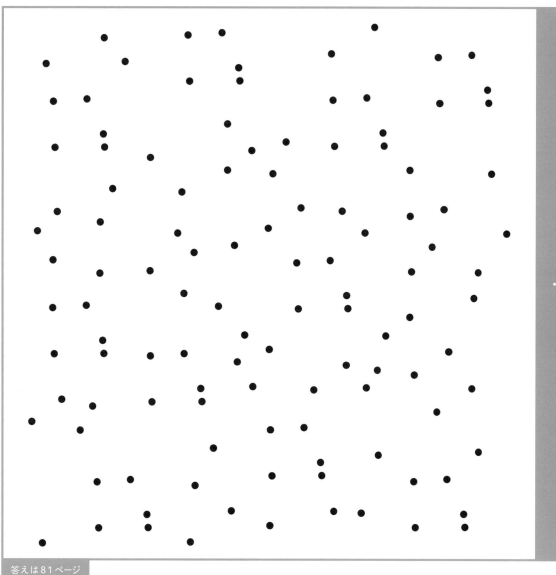 が10組あります。それらを見つけて

のように**線で結びましょう。**

答えは81ページ

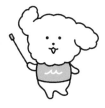

「乙」の最後の
ハネの部分を
見つけてみると
わかりやすいかも？

見つける

・・・

レベル ★★★★★

月　　　日

漢字さがし①（65ページ）

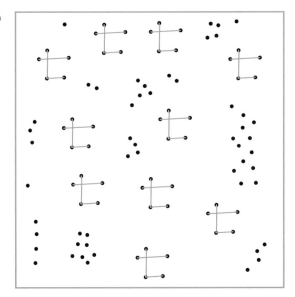

漢字さがし②（73ページ）

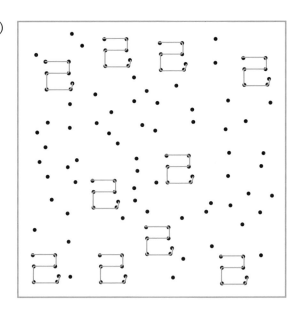

漢字さがし③（79ページ）

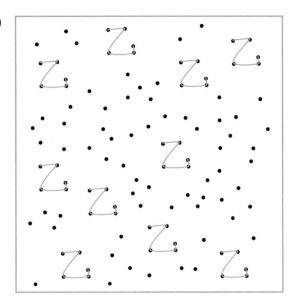

同じ絵はどれ？①（39ページ） …… **4と10**

同じ絵はどれ？②（45ページ） …… **1と5**

同じ絵はどれ？③（53ページ） …… **1と7**

心で回転①（41ページ） …… **1(B) 2(E) 3(C)**

心で回転②（55ページ） …… **1(D) 2(C) 3(A)**

心で回転③（61ページ） …… **1(B) 2(D) 3(A)**

順位決定戦①（75ページ） …… **A(1) B(6) C(3) D(5) E(4) F(2)**

順位決定戦②（83ページ） …… **A(4) B(5) C(1) D(3) E(2)**
F(6) G(7) H(8)

順位決定戦③（89ページ） …… **A(4) B(3) C(7) D(5) E(8)**
F(2) G(6) H(1)

回転パズル①（97ページ） …… **A(8) B(9) C(3)**

回転パズル②（103ページ） …… **A(10) B(4) C(8)**

回転パズル③（109ページ） …… **1(D) 2(B) 3(E) 4(A) 5(C)**

回転パズル④（117ページ） …… **1(C) 2(E) 3(B) 4(A) 5(D)**

何があった？④

下の図を**10秒間しっかり見て覚えて**ください。
10秒たったら本を閉じて何があったか、
自分のノートに書きましょう。

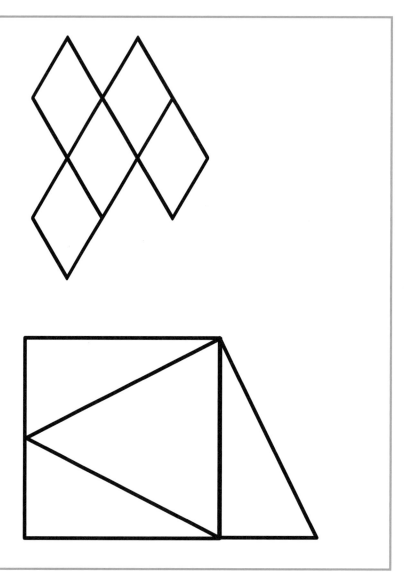

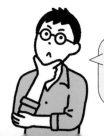

ひし形と四角、三角、
これらがどう組み合わさって
いるのかを覚えてみよう

順位決定戦②

みんなが「好きなケーキ」の人気投票をしました。
表彰台の順位から考えて、
みんなが好きな順番に番号をつけてください。

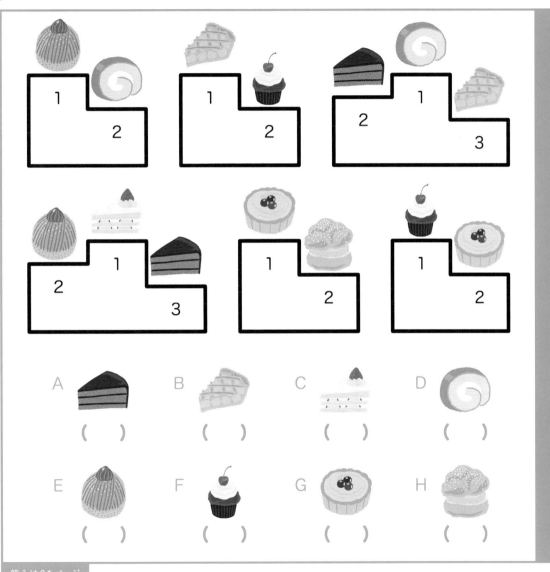

A ( )　　B ( )　　C ( )　　D ( )

E ( )　　F ( )　　G ( )　　H ( )

答えは81ページ

想像する

・・・

レベル ★
　　　 ★
　　　 ★
　　　 ★
　　　 ★

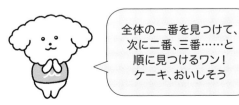

全体の一番を見つけて、
次に二番、三番……と
順に見つけるワン！
ケーキ、おいしそう

月　　　日

展望記憶㉓（私の"推し"）

昨日の休みに"推し"俳優の出演するドラマグッズを買いに行ったという本田さん。話の流れで、**それぞれの"推し"俳優の話題**になりました。下の（　）に書いて、良子さんに教えてあげてください。

覚える

レベル ★★★★★

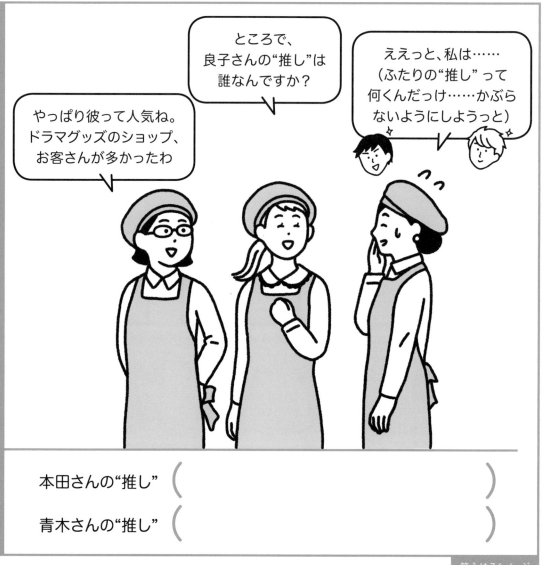

本田さんの"推し"（　　　　　　　　　　　　　　　）

青木さんの"推し"（　　　　　　　　　　　　　　　）

答えは76ページ

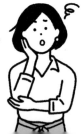
本好きの本田さんも
時には……

おしゃれな青木さんも
まだまだ何だ？

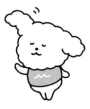

さがし算（漢数字）②

□の中には、縦、横、斜めの隣り合った
3つの数字を足して14になるものが2つずつあります。
それらを探して〇で囲みましょう。

七	二	六
八	九	五
二	五	四

七	八	四
八	一	八
四	六	二

一	八	九
四	九	七
三	六	二

一	二	七
三	九	八
六	五	九

答えは125ページ

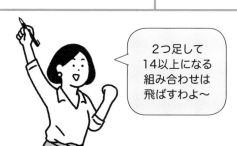

2つ足して
14以上になる
組み合わせは
飛ばすわよ～

月　　日

展望記憶㉔（イケメンくる）

ケーキ店に新人店員がやってきました。さわやかな**イケメンのアルバイト学生**です。職場の雰囲気も変わりそうです。本田さんと青木さんはちょっと浮き足立っているかもしれません。

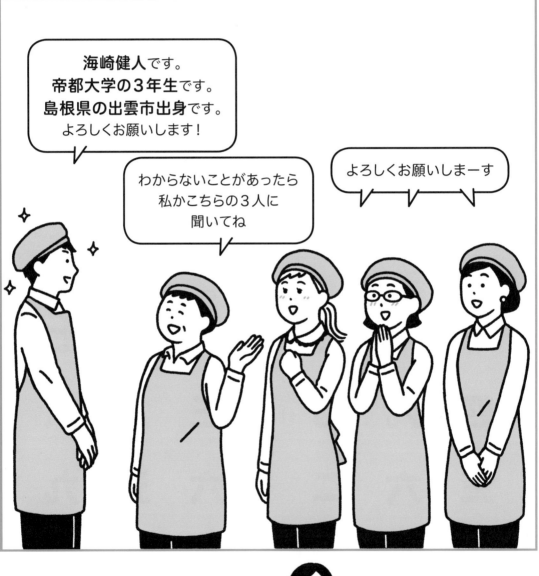

覚える

レベル ★★★☆

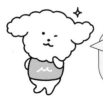

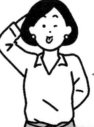

さがし算（漢数字）③

□の中には、縦、横、斜めの隣り合った
3つの数字を足して15になるものが2つずつあります。
それらを探して〇で囲みましょう。

五	五	九
四	七	八
七	一	四

一	九	九
九	三	八
五	二	二

三	二	三
五	一	七
六	五	八

三	二	九
二	一	五
七	四	六

答えは125ページ

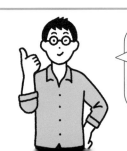

2つ足して
15以上になる
組み合わせは
飛ばしていくよ

レベル ★
★★★
★
★

月　　日

36
36日目

どこにいた？④

メモリーが**どこのマスに何匹いるか**を**10秒間見て**覚えましょう。
10秒たったら、90ページの同じ位置に、
何匹いたかを**数字で書いて**ください。

覚える

・・・

レベル ★
★ ★
★ ★
★

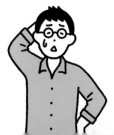

まずは位置を
覚えてから
数字を覚えてみるか

メモリーのやつ、
いろんなところに
駆けていって

順位決定戦③

みんなが「好きな寿司ネタ」の人気投票をしました。
表彰台の順位から考えて、
みんなが好きな順番に番号をつけてください。

答えは81ページ

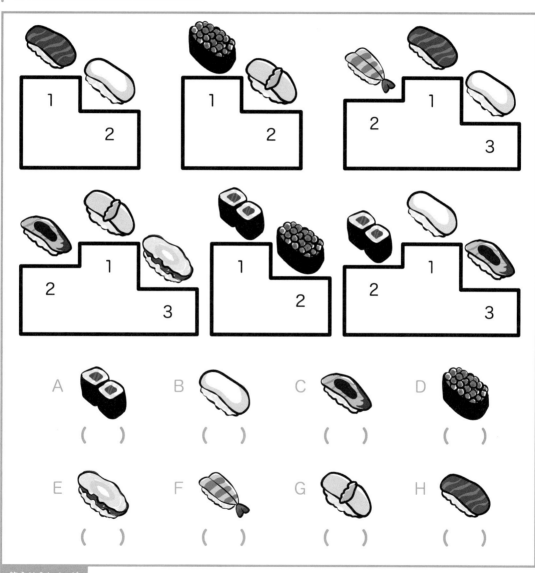

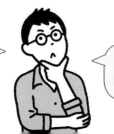

それぞれの表彰台で
1位のものを
比べていくと……

あっ、一番人気は
あのネタだな

月　　　日

どこにいた？④（答えを書こう）

88ページには、**メモリーがどこのマスに何匹**いましたか？
思い出して、下の**該当するマスに数字**を書きましょう。

覚
え
る

・・・

レ
ベ
ル ★
★ ★
★ ★
★

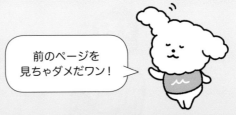

前のページを
見ちゃダメだワン！

答え合わせのページ③

最初とポン①（14ページ）※下線で手を叩きます

①-1

私は白い**イヌ**を飼っています。

名前はメモリー、トイプードルです。

お散歩が大好き、走り回るのも大好きな**イヌ**です。

①-2

今朝は**ヒヨドリ**の鳴き声で目が覚めました。

メモリーを連れて公園へ行き、友達の**イヌ**と遊びました。

空を見上げると、**ツバメ**が飛んでいます。

①-3

桜の木の下では**ネコ**がひなたぼっこをしています。

天気がいいので、芝生の上でお弁当を食べました。

お弁当には**タコ**のウインナーが入っています。

「最初とポン」①〜⑥
音声のまとめ

https://movie.sbcr.jp/ikkt/

最初とポン②（34ページ）

②-1

3日ぶりに晴れたので、**カラス**が気持ち良さそうに空を飛んでいます。

今日は牧場へ行き、**ヤギ**の乳しぼりをしました。

ちくちくとした毛の**ヤマアラシ**を抱いて写真を撮りました。

②-2

牧場では**ウシ**がおいしそうに草を食べています。

イヌのメモリーが近づいて「こんにちは」と声をかけました。

そこへ「こんにちは」と**ヤギ**も近づいてきました。

②-3

ウシはお腹がいっぱいになったのか眠ってしまいました。

ぽかぽか陽気に誘われて、**ヤギ**も眠たそうにしています。

そよかぜが吹いて、野の花がゆらゆらと揺れています。

答え合わせのページ③

最初とポン③（54 ページ）

③ - 1

小屋にいた**ヒツジ**が外に出てきました。

「**今日**は暑いね〜」と**ヒツジ**はメモリーに言いました。

2匹は、森の中の湖に行ってみることにしました。

③ - 2

湖に着くと、**カモ**の一家が水浴びをしています。

アヒルがスイスイ気持ちよさそうに泳いでいます。

向こうの岸では**アルパカ**が眠っています

③ - 3

近くに小屋があり大きな**クジャク**が羽を広げています。

隣の小屋には5匹の白い**カモ**がいます。

もうすぐヒナが生まれそうです。

最初とポン④（74 ページ）

④ - 1

ヒツジはゴクゴクとおいしそうに湖の水を飲みました。

暑いのでイヌのメモリーは水浴びを始めました。

すぐにアルパカが「こんにちは」と近づいてきました。

④ - 2

アルパカは「森のほうへ行ってみない？」と声をかけてきました。

森へ行くと、イチゴに似た赤い木の実がありました。

赤い実を食べているのは**サル**の兄弟です。

④ - 3

木の上にいる**リス**も赤い実をねらっています。

メモリーが木の実に近づくと、**サル**がキキーと叫びました。

ビックリしたメモリーたちは森から逃げ出しました。

最初とポン⑤ （98ページ）

⑤-1

良子さんのカバンには**アザラシ**のキーホルダーがついています。

夏休みは海へ行って**イルカ**を見るのを楽しみにしています。

夫は、**クジラ**の絵のTシャツを着ています。

⑤-2

日曜日、水族館に**イヌ**のメモリーも連れて出かけました。

水族館では、**サメ**を見たメモリーがちょっと怖がっていました。

氷の上を気持ちよさそうに**アザラシ**が滑っています。

⑤-3

散歩する**ペンギン**たち、よちよち歩きでかわいいです。

ショーでは、**アシカ**が太鼓に合わせて手をたたいています。

イルカのハイジャンプを見て、メモリーもジャンプしていました。

最初とポン⑥ （118ページ）

⑥-1

昨夜、メモリーは**ガチョウ**とボールで遊んだ夢を見ました。

サンタクロースが**シチメンチョウ**とやってきました。

プレゼントに**トナカイ**のぬいぐるみをもらいました。

⑥-2

パーティーでは**フクロウ**が現れ、白い指揮棒を振っています。

緑や赤やピンクの**オウム**たちが歌いだしました。

歌声に合わせて**ウサギ**がフルートで伴奏を始めました。

⑥-3

メモリーと**サル**が太鼓をたたいています。

元気な**ゴリラ**が飛び跳ねて踊っています。

楽しい夢を見ました。

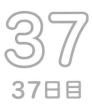

展望記憶㉕（海崎くんがんばる）

海崎くんは仕事を教えてもらいながらがんばっています。店長から**商品の発注方法**について教えてもらっています。それを隣で聞いた良子さんも、商品の発注を覚えようとしています。

覚える

・・・

レベル ★★★
★★★
★★★
★☆☆

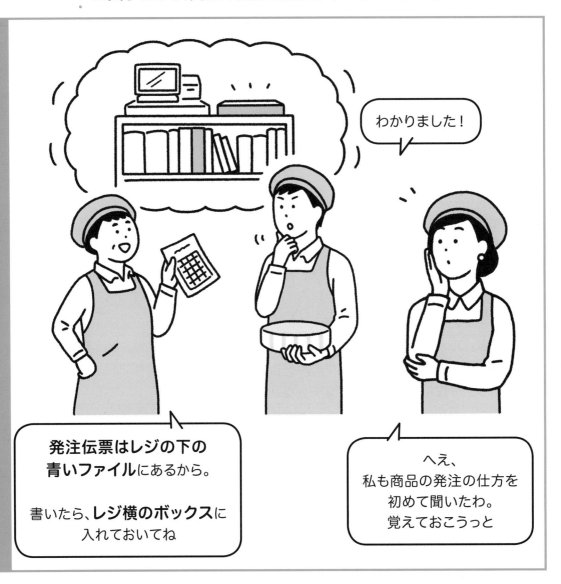

わかりました！

発注伝票はレジの下の青いファイルにあるから。

書いたら、**レジ横のボックス**に入れておいてね

へえ、
私も商品の発注の仕方を
初めて聞いたわ。
覚えておこうっと

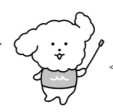

発進（＝発注）は
青信号（＝青いファイル）
の下で

横断（＝横）
レーン（＝レジ）で
止まろう

さがし算（漢数字）④

□の中には、縦、横、斜めの隣り合った
3つの数字を足して15になるものが1つあります。
それを探して〇で囲みましょう。

九	八	九	四
七	五	八	五
八	六	九	七
四	九	八	二

五	七	九	五
七	五	四	八
四	八	七	一
一	八	四	八

答えは125ページ

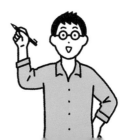

だんだん慣れてきたかな。
2つ足して15以上になる
数字は飛ばそう

月　　日

展望記憶㉖(甥っ子、姪っ子の名前)

今日は強さんの実家へ。手土産のクッキーに大はしゃぎの甥っ子、姪っ子たち。さっそくパクついている**一番下の姪**を注意したいのですが、名前が出てきません。下の( )に書いて教えてあげましょう。

覚える

・・・

レベル ★★★★★

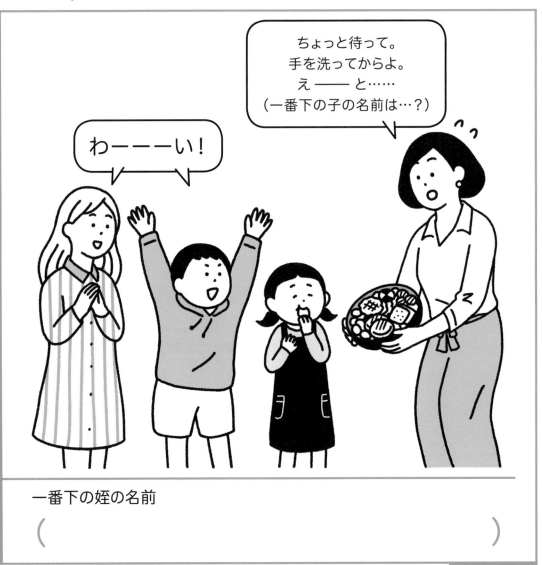

ちょっと待って。
手を洗ってからよ。
え ―― と……
(一番下の子の名前は…?)

わーーーい!

一番下の姪の名前

(   )

答えは78ページ

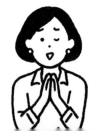

13個のアンズを
10匹のキジが
食べているのを……
何だっけ？

回転パズル①

下のA、B、Cの**空白に合う形**を1〜12の中から選んで
（　）に書きましょう。

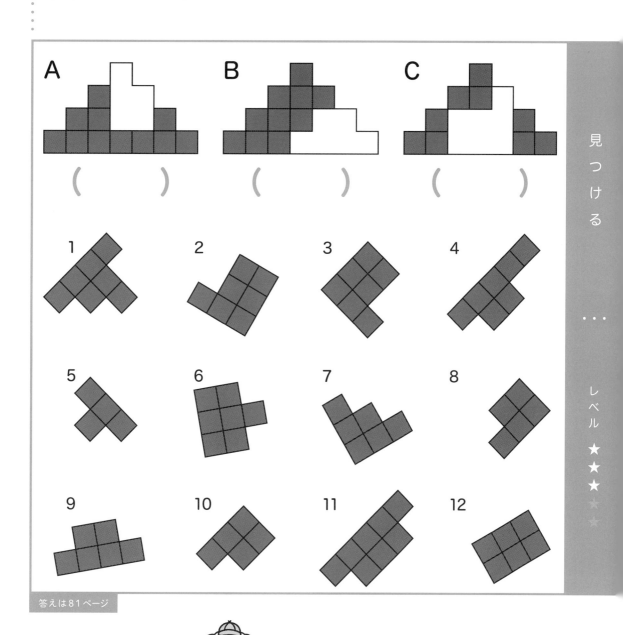

答えは81ページ

A、B、Cの白抜き部分と
同じ形を1〜12の中から
見つけるワン

39

39日目

最初とポン⑤

音声サイトにアクセスし、3文ずつ文章を聞きましょう。
そして、**最初の単語だけ**を覚えて、下の（　　）に書いてください。
ただし、**動物の名前が出てきたら手をポンと叩きます**。計3回分。

覚える

⑤-1

1つめ（　　　　　　　　　　　　　）

2つめ（　　　　　　　　　　　　　）

3つめ（　　　　　　　　　　　　　）

⑤-2

1つめ（　　　　　　　　　　　　　）

2つめ（　　　　　　　　　　　　　）

3つめ（　　　　　　　　　　　　　）

レベル
★
★★
★★★
★

⑤-3

1つめ（　　　　　　　　　　　　　）

2つめ（　　　　　　　　　　　　　）

3つめ（　　　　　　　　　　　　　）

答えは93ページ

https://movie.sbcr.jp/ikkt/05/

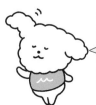

QRコードをスマホで読み取るか、
URLにアクセスすると
音声が再生されるよ。
答えのページに文章があるので、
それを読み上げてもらってもOK！

物語づくり①

1〜6の絵を<u>正しい物語になるように並びかえて</u>
（　）に番号を書きましょう。

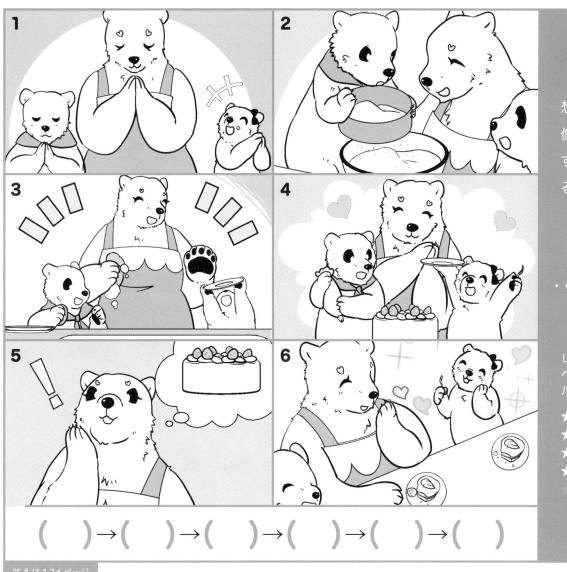

答えは126ページ

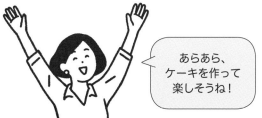

あらあら、
ケーキを作って
楽しそうね！

月　　　日

展望記憶㉗（本田さんの習い事）

休憩時間に本田さんが習っているという**ゴスペルのコンサート**のチケットをもらいました。本田さんの出演時間とステージでの登場場所を聞いて、良子さん、日曜日の発表会が楽しみです。

覚える

レベル ★★★★★

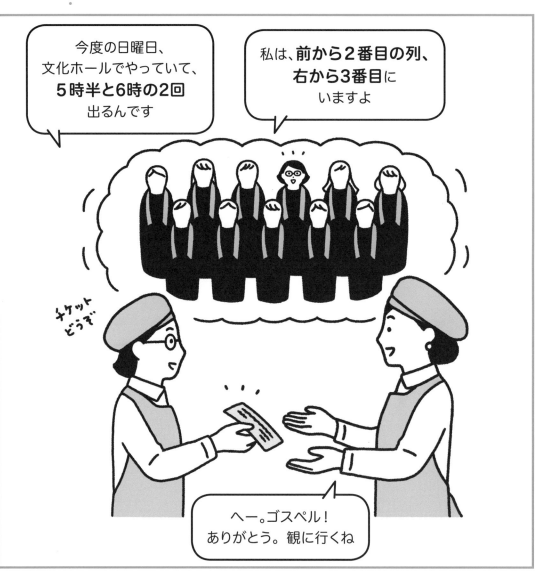

今度の日曜日、文化ホールでやっていて、**5時半と6時の2回**出るんです

私は、**前から2番目の列、右から3番目に**いますよ

チケットどうぞ

へー。ゴスペル！ありがとう。観に行くね

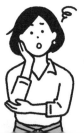

時間については、ゴ（＝5時）スペルの本田さん（＝30分）、ごくろ（＝6時）うさん

ステージの場所は、2番目の海（＝う・右、み・3）で覚えられるかしら

さがし算（漢数字）⑤

□の中には、縦、横、斜めの隣り合った
3つの数字を足して16になるものが1つあります。
それを探して〇で囲みましょう。

八	九	八	七
二	七	九	九
四	九	八	五
七	六	九	三

一	三	四	三
二	三	二	四
七	四	二	五
五	二	四	五

答えは125ページ

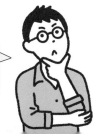

これも2つ足して
16以上になる組み合わせは
飛ばせばいいんだな

レベル ★★★★★

月　　　日

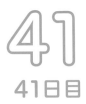

41 展望記憶㉘（海崎くんのプロフィール）

41日目

先週入ってきた新人店員くんと一緒の勤務です。良子さん、聞いたはずの**彼のプロフィールも名前**も出てきません。下の（　）に書いて、みなさんが良子さんに教えてあげましょう。

覚える

・・・

レベル ★★★★★

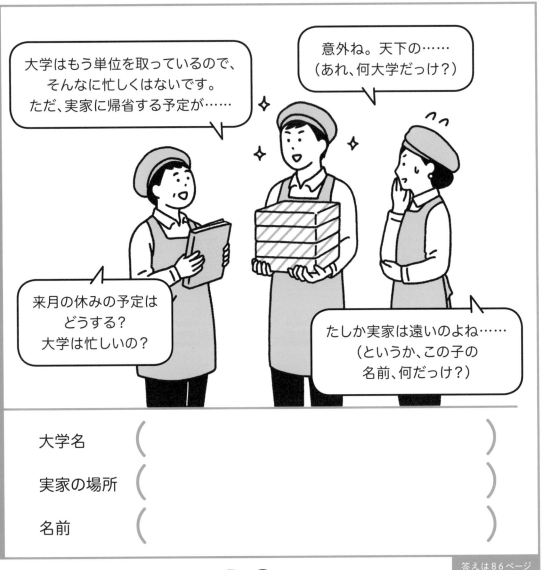

大学はもう単位を取っているので、そんなに忙しくはないです。ただ、実家に帰省する予定が……

意外ね。天下の……（あれ、何大学だっけ？）

来月の休みの予定はどうする？大学は忙しいの？

たしか実家は遠いのよね……（というか、この子の名前、何だっけ？）

大学名	（　　　　　）
実家の場所	（　　　　　）
名前	（　　　　　）

答えは86ページ

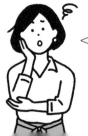

ええっと、名前に「海」がついて……

たしか、「雲」に関係する場所が実家なのよ

102

回転パズル②

下のA、B、Cの**空白に合う形**を1〜12の中から選んで
（　）に書きましょう。

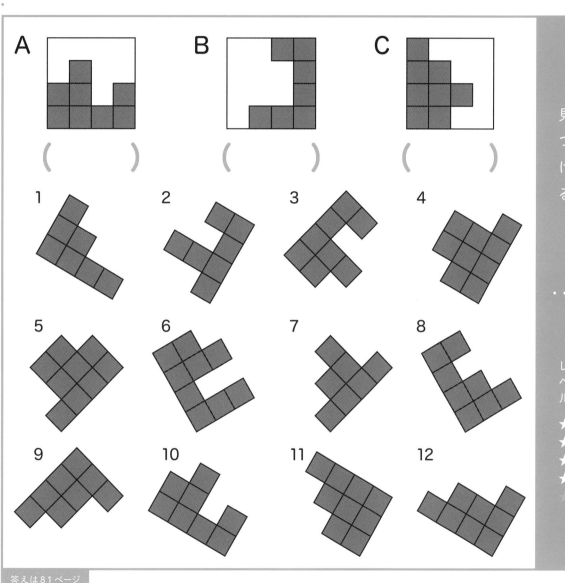

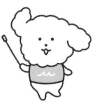

一番長いブロックを
基準にして
考えてみるワン

月　　　日

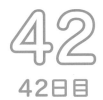

42

42日目

何があった？⑤

下の図を**10秒間しっかり見て覚えて**ください。
10秒たったら本を閉じて何があったか、
自分のノートに書きましょう。

覚
え
る

・・・

レ
ベ
ル ★
★
★
★

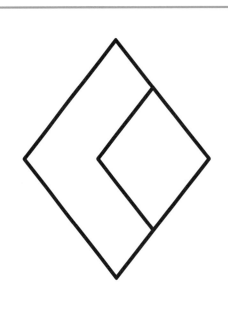

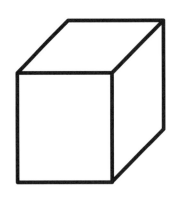

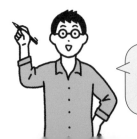

ひし形は大小あって、
下は立方体……
覚えて書きとれるかな

物語づくり②

1〜6の絵を<u>正しい物語になるように並びかえて</u>
（ ）に番号を書きましょう。

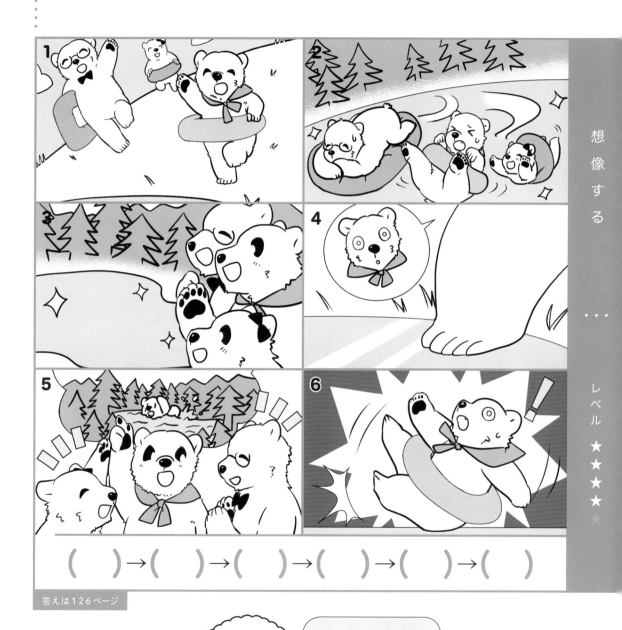

（ 　 ）→（ 　 ）→（ 　 ）→（ 　 ）→（ 　 ）→（ 　 ）

答えは126ページ

答えは126ページ

いいなあ。
友達どうしで
泳ぎに出かけたのかな

月　　　日

展望記憶㉙（お客様の忘れ物）

ケーキ店に年配の男性が来店し、お会計をしています。このとき、男性は**手袋**をカウンターに置きました。会計後、手袋の忘れ物に気づいた良子さん。男性を追いかけましたが、もういません。

覚える … レベル ★★★★★

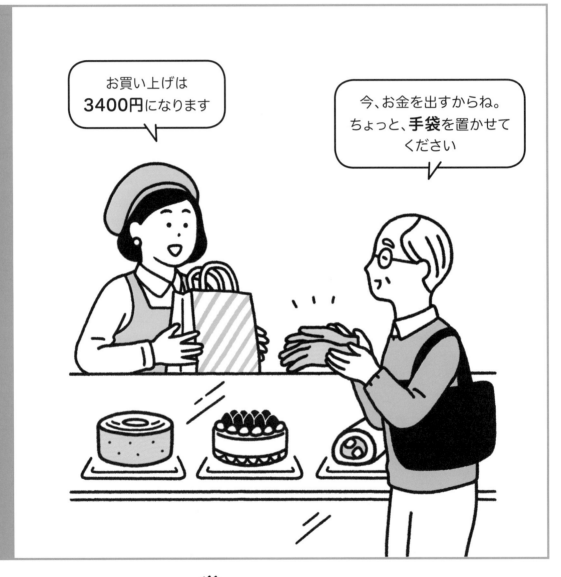

お買い上げは
3400円になります

今、お金を出すからね。
ちょっと、**手袋**を置かせて
ください

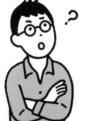

ボクもほかのことに
気を取られて
忘れてしまうこと
ってあるんだよなあ

3400円の買い物をして
手袋を忘れたのか……
あとで聞かれるのは
どっちだ？

さがし算 (英数字) ①

□の中には、縦、横、斜めの隣り合った
3つの数字を足して16になるものが1つあります。
それを探して◯で囲みましょう。

three	four	seven
two	one	two
three	seven	five

four	five	three
three	one	two
two	three	nine

two	six	eight
three	three	six
four	eight	three

six	three	two
five	one	six
two	six	four

答えは125ページ

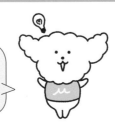

英数字の隣に
算用数字を書いておくと
パッと計算しやすそう

数える
...
レベル ★
★ ★
★ ★
★
★

月　日

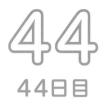

44

44日目

展望記憶㉚（在庫が少ない）

クッキーの在庫が少ないことに気づいた海崎くん。でも、**発注伝票と記入済み伝票の置き場所**を忘れてしまいました。下の（　）に書いて、みなさんが海崎くんと良子さんに教えてあげましょう。

覚える

・・・

レベル ★
★
★
★
★

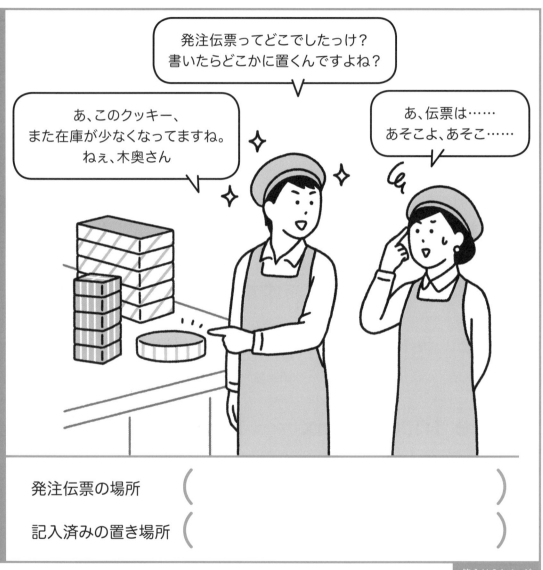

発注伝票の場所　（　　　　　　　　　　　　　　）

記入済みの置き場所　（　　　　　　　　　　　　　　）

答えは94ページ

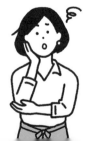

発進は青信号の下で……よね

回転パズル③

下の ⸝⸍⸍⸍⸍⸍⸝ の図と**同じ形になるように**
1〜5とA〜Eの図を線で**結びましょう**。

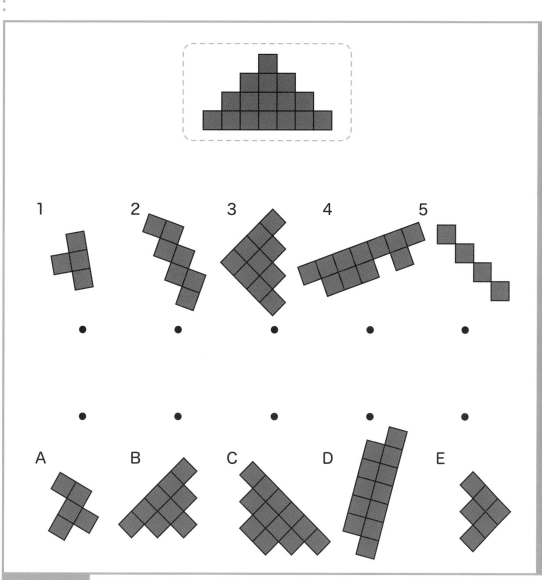

図に足りない部分を
描き足してみると
答えが見てくるワン

見つける

. . .

レベル ★★★★★★

月　　　日

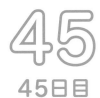

どこにいた？⑤

メモリーが**どこのマスに何匹いるか**を**10秒間見て**覚えましょう。
10秒たったら、112ページの同じ位置に、
何匹いたかを**数字で書いて**ください。

覚える

・・・

レベル ★
★
★
★
☆

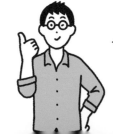

5、4、3、2と
数字から覚えて、
場所は指で順番に
指すと覚えやすいよ

さがし算（英数字）②

□の中には、縦、横、斜めの隣り合った
3つの数字を足して14になるものが2つずつあります。
それらを探して〇で囲みましょう。

four	five	three
nine	eight	nine
seven	six	two

seven	two	five
two	six	eight
three	seven	nine

seven	one	four
six	two	five
three	four	three

one	nine	two
nine	five	six
four	seven	nine

答えは125ページ

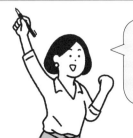

英語から算用数字に
変換して、
さらに計算もするから
頭が汗をかくわねー

数える

・・・

レベル ★
★★★★
★★★★
★

月　　　日

どこにいた？⑤（答えを書こう）

110ページには、**メモリーがどこのマスに何匹**いましたか？
思い出して、下の**該当するマスに数字**を書きましょう。

覚
え
る

・・・

レ
ベ
ル ★
★ ★
★ ★
★ ★
★

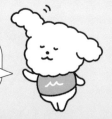

前のページを
見ちゃダメだワン！

(Column3)

（「見つける」問題で視覚情報を整理する力をアップ ）

「見つける」問題には4つの課題があります。

まず、「違いはどこ？」では上下や左右に並んだ絵や写真から相違点を見つけていきます。「同じ絵はどれ？」では6〜10点の中からまったく同じ絵を2つ見つけます。

「漢字さがし」では、不規則に並んだ点々の中から、見本と同じ漢字の配列を見つけ、「回転パズル」では、ある図形をつくるのにどの2つの図形を組み合わせればいいかを選びます。

（ 「見て覚える工夫」をして記憶力を鍛える ）

いずれの課題でも、絵や点々や図形を全体から見たり、細部に目を留めたりして、複数の情報の中から共通点はどこか、違いはどこか？どこにどんなものがあるのかを頭の中で整理しています。この「視覚情報を整理する力」をアップさせるのが、「見つける」問題の狙いです。視覚情報を整理することで、「見て覚える工夫」がうまくなりますので、記憶力の向上にもつながります。

なお、年齢を重ねていくと、どうしても視野は狭くなっていきますし、判断力も衰えていきます（例えば、交通事故の高齢者割合の増加や振り込め詐欺被害など）。時間内にパパッと処理したり、判断したり、計算したり、記憶したりする能力を「流動性知能」といいますが、これはどうしても年齢とともに衰えていきがちです。この流動性知能を鍛えるというのも、コグトレに期待できる大きな効果なのです。

展望記憶㉛(社長登場)

今日は店舗に社長が視察にきています。社長はさりげなく**会社のモットー**を披露しています。このモットー、どこかで聞いたことがある気もしますが、覚えておこうと思う良子さんでした。

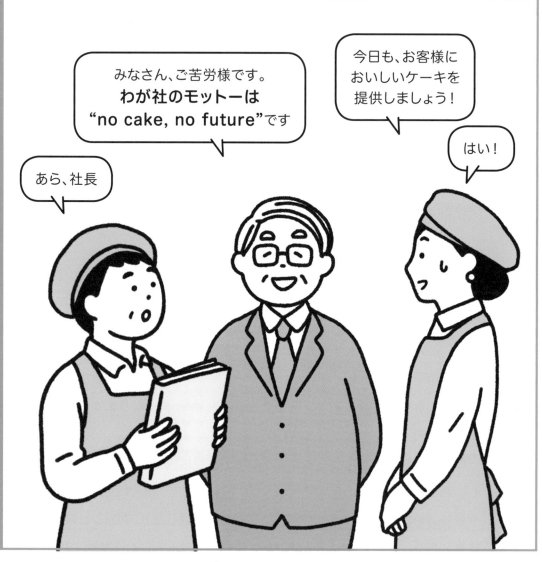

覚える

・・・

レベル ★★★★☆

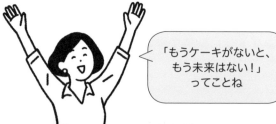

さがし算 (英数字) ③

□の中には、縦、横、斜めの隣り合った
3つの数字を足して15になるものが2つずつあります。
それらを探して〇で囲みましょう。

six	four	seven
two	three	eight
nine	one	nine

one	seven	eight
eight	two	six
four	eight	nine

three	nine	six
seven	one	five
two	two	seven

two	six	four
seven	one	three
four	three	five

答えは126ページ

数える

レベル ★
★★
★★★
★

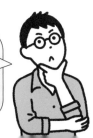

算用数字に変換して、
15になる組み合わせを
2つ探すのか、
なかなか手ごわいな

月　　日

115

47 展望記憶㉜（ゴスペルコンサート）

日曜日、コンサート会場に着いた良子さん。**本田さんの出演時間とステージの場所**を確認しようとしましたが、プログラムには載っていません。下の（　）に書いて、みなさんが教えてあげましょう。

覚える
・・・
レベル ★
★ ★ ★
★ ★ ★
★ ★
★

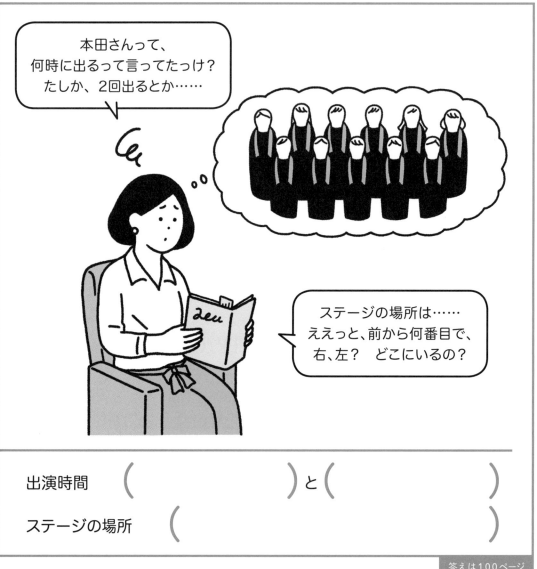

出演時間　　（　　　　　　　　　）と（　　　　　　　　　）

ステージの場所　　（　　　　　　　　　　　　　）

答えは100ページ

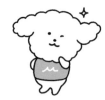

「ゴ」スペルの本田「さん」って覚えたんだワン

回転パズル④

下の ⌐ ¬ の図と同じ形になるように
1～5とA～Eの図を線で結びましょう。

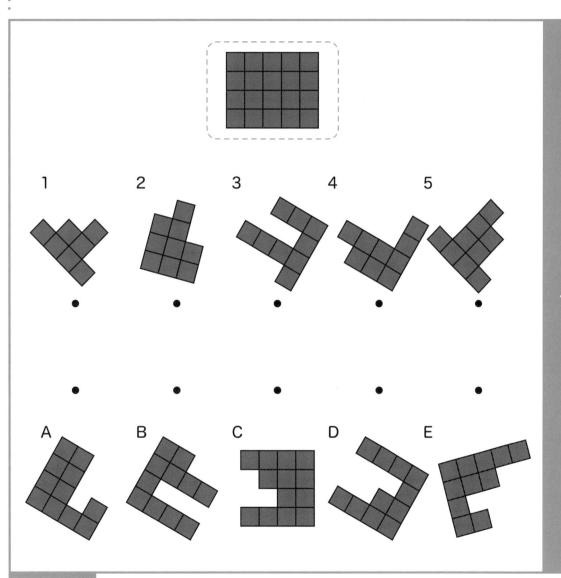

答えは81ページ

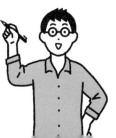

5×4マスの図形に
なるよう鉛筆で
書き足してみようっと

見つける

・・・

レベル ★
★ ★
★ ★
★ ★
★

月　　　日

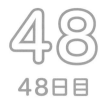

最初とポン⑥

48日目

音声サイトにアクセスし、3文ずつ文章を聞きましょう。
そして、**最初の単語だけ**を覚えて、下の( )に書いてください。
ただし、**動物の名前が出てきたら手をポン**と叩きます。計3回分。

覚える

⑥-1

1つめ（ ）

2つめ（ ）

3つめ（ ）

⑥-2

1つめ（ ）

2つめ（ ）

3つめ（ ）

レベル
★
★
★
★
★

⑥-3

1つめ（ ）

2つめ（ ）

3つめ（ ）

答えは93ページ

https://movie.sbcr.jp/ikkt/06/

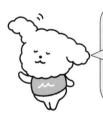

QRコードをスマホで読み取るか、
URLにアクセスすると
音声が再生されるよ。
答えのページに文章があるので、
それを読み上げてもらってもOK！

物語づくり③

1～6の絵を<u>正しい物語になるように並びかえて</u>
（　）に番号を書きましょう。

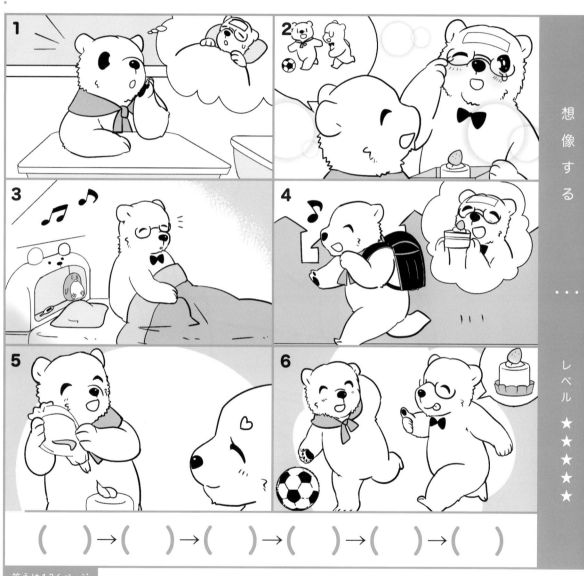

答えは126ページ

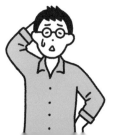

お友達が病気になって
ケーキを届けて
あげたのかな？
泣かせる友情だなあ

想像する …

レベル ★★★★★

月　　　日

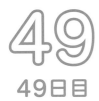

展望記憶㉝（忘れ物は何？）

年配の男性が来店しました。良子さん、「あのときのお客様」という記憶はあるのですが、この**お客様の忘れ物**が思い出せません。みなさんが下の（　）に書いて教えてあげましょう。

覚
え
る

…

レ
ベ
ル

★
★
★
★

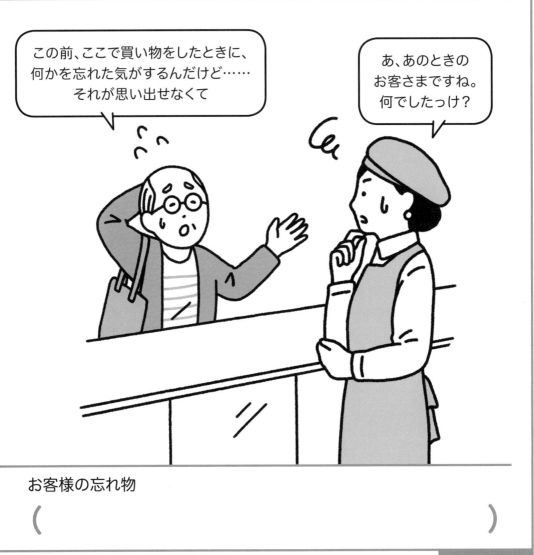

お客様の忘れ物

（　　　　　　　　　　　　　　　　　　　　　　　）

答えは106ページ

さがし算（英数字）④

□の中には、縦、横、斜めの隣り合った
3つの数字を足して14になるものが1つあります。
それを探して〇で囲みましょう。

one	four	one	six
two	five	two	three
six	four	four	two
nine	two	two	four

seven	eight	two	eight
six	seven	seven	eight
five	six	eight	nine
seven	five	five	two

答えは126ページ

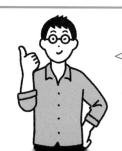

英語の横に算用数字を書いて、
2つ足して14以上になる
組み合わせは飛ばして
考えていこう

月　　日

展望記憶㉞（会社のモットー）

店舗にやってきた社長が、良子さんをねぎらっています。ついでに、**会社のモットー**について話を振られた良子さん。ここでもど忘れしてしまい……下の（ ）に書いて、みなさんが教えてあげましょう。

覚える
…
レベル ★ ★ ★ ☆

ご苦労様です。
木奥さん。
仕事は慣れたよう
ですね

ところで、
わが社のモットー、
覚えてくれましたか？

はい、社長。
私、この店のケーキが
大好きで……！
モットーは……
（あれ？　やばいわ）

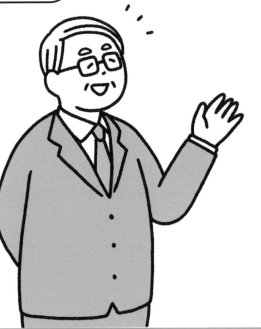

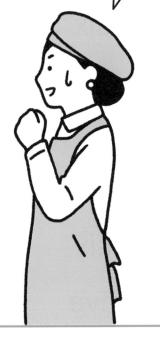

会社のモットー

（　　　　　　　　　　　　　　　　　　　　　　　　　　　）

答えは114ページ

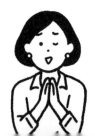

たしか英語だった気が。
ケーキがないと……
何だっけ？

さがし算（英数字）⑤

□の中には、縦、横、斜めの隣り合った
3つの数字を足して15になるものが1つあります。
それを探して◯で囲みましょう。

six	one	nine	one
one	nine	four	seven
seven	eight	nine	eight
four	five	seven	nine

four	seven	six	five
six	eight	five	eight
eight	eight	seven	six
three	five	six	five

答えは126ページ

数える

レベル ★★★★★★

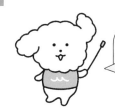

最後の「さがし算」だよ。
気合いを入れて解いていくワン！

月　　　日

さがし算①（57ページ）

```
8 6 7   6 4 8
9 1 8   5 5 9
7 8 4   9 6 7

5 8 7   6 5 6
6 9 8   4 8 9
3 6 9   2 7 9
```

さがし算②（59ページ）

```
1 9 3   8 3 6
3 7 8   1 2 4
7 2 9   4 6 2

2 1 2   6 9 1
5 9 7   1 2 3
7 8 9   9 8 5
```

さがし算③（63ページ）

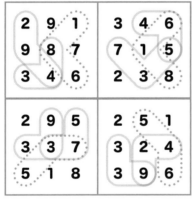

```
2 9 1   3 4 6
9 8 7   7 1 5
3 4 6   2 3 8

2 9 5   2 5 1
3 3 7   3 2 4
5 1 8   3 9 6
```

さがし算④（67ページ）

```
5 9 7 1
8 7 3 1
5 9 5 2
9 7 1 5
```

```
8 6 7 2
9 8 4 9
5 9 9 6
1 8 8 5
```

さがし算⑤（71ページ）

```
1 2 9 1
2 4 1 3
4 6 2 2
7 2 5 4
```

```
2 9 1 2
3 8 2 3
5 1 4 4
1 5 3 1
```

さがし算（漢数字）①（77ページ）

```
八 六 四   七 六 九
九 七 五   八 七 七
五 八 九   二 八 九

一 二 七   六 二 九
三 八 九   九 一 八
七 八 六   一 九 一
```

さがし算（漢数字）②（85ページ）

七	二	六
八	九	五
二	五	四

七	八	四
八	一	八
四	六	二

一	八	九
四	九	七
三	六	二

一	二	七
三	九	八
六	五	九

さがし算（漢数字）③（87ページ）

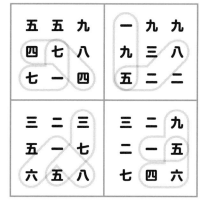

五	五	九
四	七	八
七	一	四

一	九	九
九	三	八
五	二	二

三	二	三
五	一	七
六	五	八

三	二	九
二	一	五
七	四	六

さがし算（漢数字）④（95ページ）

九	八	九	四
七	五	八	五
八	六	九	七
四	九	八	二

五	七	九	五
七	五	四	八
四	八	七	一
一	八	四	八

さがし算（漢数字）⑤（101ページ）

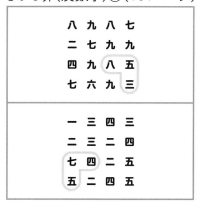

八	九	八	七
二	七	九	九
四	九	八	五
七	六	九	三

一	三	四	三
二	三	二	四
七	四	二	五
五	二	四	五

さがし算（英数字）①（107ページ）

three	four	seven
two	one	two
three	seven	five

four	five	three
three	one	two
two	three	nine

two	six	eight
three	three	six
four	eight	three

six	three	two
five	one	six
two	six	four

さがし算（英数字）②（111ページ）

four	five	three
nine	eight	nine
seven	six	two

seven	two	five
two	six	eight
three	seven	nine

seven	one	four
six	two	five
three	four	three

one	nine	two
nine	five	six
four	seven	nine

答え合わせのページ④

さがし算（英数字）③（115ページ）

six	four	seven
two	three	eight
nine	one	nine

one	seven	eight
eight	two	six
four	eight	nine

three	nine	six
seven	one	five
two	two	seven

two	six	four
seven	one	three
four	three	five

さがし算（英数字）④（121ページ）

one	four	one	six
two	five	two	three
six	four	four	two
nine	two	two	four

seven	eight	two	eight
six	seven	seven	eight
five	six	eight	nine
seven	five	five	two

さがし算（英数字）⑤（123ページ）

six	one	nine	one
one	nine	four	seven
seven	eight	nine	eight
four	five	seven	nine

four	seven	six	five
six	eight	five	eight
eight	eight	seven	six
three	five	six	five

物語づくり①（99ページ） …… **(5)→(2)→(4)→(6)→(1)→(3)**

物語づくり②（105ページ） …… **(5)→(3)→(1)→(4)→(6)→(2)**

物語づくり③（119ページ） …… **(1)→(4)→(5)→(3)→(2)→(6)**

(「想像する」問題で想像力と論理的思考力をアップ)

「想像する」問題で紹介しているのは、次の4つの課題です。

「スタンプ」は、紙に押したときどんな模様になるのかを想像させる課題。印面を想像して、絵柄を心の中で反転させる必要があります。

「心で回転」では、ひとつの図形が正面、右、左からはどう見えるかを想像します。心の中でイメージを回転させます。

「順位決定戦」では、表彰台の結果をヒントに全体の順位を想像します。それぞれの関係性の理解が必要です。

「物語づくり」は、ストーリーを想像して正しい順番に並び替える課題で、時間的概念や論理的思考が必要となります。

見えないものを想像する力、論理的思考力を鍛える課題なのです。

(「符号化」の手がかりを増やす)

記憶の「符号化」（5ページ）にあたっては、いろいろな知識や考え方があるほうが便利です。なぜなら符号化の工夫が増えるからです。

想像する力や論理的思考力を鍛えることで、もちろん記憶力アップにもつながります。

例えば、複雑な図形があっても、その構造を読み取り、実は連続してこういう形になっているんだ、というのが理解できたら、全体像を思い描くことができるでしょう。「ああなったら、こうなる」という想像力、論理的思考力は、覚えるべき情報に語呂合わせやイメージなど、別の関連する情報を付加する符号化の手がかりを与えてくれます。

医者が考案した
記憶力をぐんぐん
鍛えるパズル
コグトレ

2021年7月27日　初版第1刷発行

著者　　　宮口幸治

発行者　　小川 淳

発行　　　SBクリエイティブ株式会社
　　　　　〒106-0032　東京都港区六本木2-4-5
　　　　　電話 03-5549-1201（営業部）

デザイン　　あんバターオフィス
イラスト　　くにともゆかり　日浦琴子
ナレーション　安岡晴香
録音　　　伊藤孝一
組版　　　アーティザンカンパニー株式会社
編集　　　中本智子
印刷・製本　中央精版印刷株式会社

本書をお読みになったご意見・ご感想を
下記URL、または左記QRコードより
お寄せください。
https://isbn2.sbcr.jp/10708/

宮口幸治（みやぐち・こうじ）

【著者略歴】
◎立命館大学産業社会学部・大学院人間科学研究科教授。日本COG-TR学会代表理事。京都大学工学部を卒業し、建設コンサルタント会社に勤務後、神戸大学医学部を卒業。児童精神科医として精神科病院や医療少年院、女子少年院に勤務し、2016年より現職。

◎医学博士、子どものこころ専門医、日本精神神経学会専門医、臨床心理士、公認心理師。児童精神科医として、困っている子どもたちの支援を教育・医療・心理・福祉の観点で行う「日本COG-TR学会」を主宰し、全国で教員向け等に研修を行っている。

◎著書に『ケーキの切れない非行少年たち』『どうしても頑張れない人たち』（以上、新潮新書）、『1日5分！教室で使えるコグトレ』『1日5分で認知機能を鍛える！大人の漢字コグトレ』（以上、東洋館出版社）、『コグトレ みる・きく・想像するための認知機能強化トレーニング』（三輪書店）、『医者が考案したコグトレ・パズル』（小社刊）など多数。